健康中国——中医药防治肿瘤丛书

林丽珠　主编

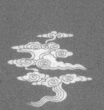

三师而行，
远离肺癌

林丽珠　余　玲◎编著

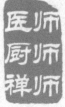

医师
厨师
禅师

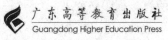

广东高等教育出版社
Guangdong Higher Education Press

·广州·

图书在版编目（CIP）数据

三师而行，远离肺癌 / 林丽珠，余玲编著. —广州：广东高等教育出版社，2018.7（2020.4 重印）

（健康中国——中医药防治肿瘤丛书 / 林丽珠主编）

ISBN 978 – 7 – 5361 –6182– 5

Ⅰ . ①三… Ⅱ . ①林… ②余… Ⅲ . ①肺癌 – 中医治疗法 Ⅳ . ① R273.4

中国版本图书馆 CIP 数据核字（2018）第 115922 号

★特别说明：本书用到的视频请关注"好的课"微信公众号，注册并登录后，使用"扫一扫"扫描相应的二维码，即可获得视频资源。也可以打开网站"好的课"（www. heduc. com），在"学习资源"页面搜索"健康中国——中医药防治肿瘤丛书"，打开并下载。

出版发行	广东高等教育出版社 地址：广州市天河区林和西横路 邮编：510500　营销电话：（020）87553335 http://www.gdgjs.com.cn
印　刷	华睿林（天津）印刷有限公司
开　本	787 毫米 ×1 092 毫米　1/16
印　张	7.25
字　数	108 千
版　次	2018 年 7 月第 1 版
印　次	2020 年 4 月第 3 次印刷
定　价	28.00 元

主编简介

林丽珠，广东省汕头市人，广州中医药大学第一附属医院肿瘤中心主任、教授、博士生导师，肿瘤教研室主任，国内著名中西医结合肿瘤学专家。担任广东省重点学科中西医结合临床医学学科带头人，卫生部临床重点专科学术带头人，全国中医肿瘤重点专科学术带头人；国家食品药品监督管理总局（CFDA）药物评审咨询专家；兼任世界中医药学会联合会癌症姑息治疗研究专业委员会会长，中国民族医药学会肿瘤分会会长，中国中西医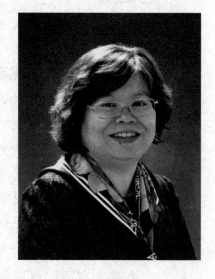结合学会肿瘤专业委员会副主任委员，中国康复医学会肿瘤康复专业委员会副主任委员，广东省中医药学会肿瘤专业委员会主任委员，南方中医肿瘤联盟主席等。主持国家"十五"攻关项目、"十一五"支撑计划及国家自然科学基金等课题20余项，获教育部科技进步一等奖等多个奖项。荣获"国务院政府特殊津贴专家""广东省名中医""广东省首批中医药领军人才""中国好医生""全国最美中医""广东省优秀临床科主任"等称号，2015年当选全国先进工作者，2017年当选党的十九大代表。

林丽珠工作30余年，始终坚持以患者为中心，倡导"中西结合、带瘤生存、人文关怀"理念，为无数晚期癌症患者带来生命的希望。科研上攻坚克难，硕果累累；教育上含辛茹苦，桃李满天下，带动岭南、辐射全国。构建肿瘤人文病房，成立肿瘤康复俱乐部，组建"天使之翼"志愿服务队，被誉为"让绝症患者不绝望的好医生"。

丛书主编

林丽珠　广州中医药大学第一附属医院

丛书编著者（按姓氏笔画排序）

左　谦　广州中医药大学

付源峰　广州中医药大学

朱　可　广州中医药大学第一附属医院

孙玲玲　广州中医药大学第一附属医院

李佳殷　广州中医药大学第一附属医院

肖志伟　广州中医药大学第一附属医院

余　玲　广州中医药大学第一附属医院

余榕键　广东省人民医院

张少聪　广州中医药大学第一附属医院

张景涛　广东省中山市陈星海医院

陈壮忠　广州中医药大学第一附属医院

林丽珠　广州中医药大学第一附属医院

林洁涛　广州中医药大学第一附属医院

胡　蓉　平安健康互联网医学中心

蔡陈浩　广州中医药大学第一附属医院

翟林柱　广州中医药大学第一附属医院

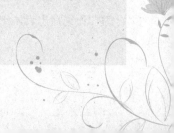

序

妙手起沉疴，慈心著丰篇

近闻林丽珠教授主编的"健康中国——中医药防治肿瘤丛书"即将付梓，我先睹为快，阅后觉耳目一新。

作为临床医生，平时忙于探索治疗疾病的优势方案以提高临床疗效，关注学术前沿以开拓治疗思路，有所心得写而为文，也多是专业论著，限于行内交流。如何向老百姓宣传医学的知识，使他们更加了解关于肿瘤的那些事儿，呵护宝贵生命，从而避免闻癌色变，进入防治误区呢？现代医学泰斗裘法祖院士曾说："让医学归于大众。"医生的职责不仅仅是治病，还应该肩负起普及医学知识的社会责任。但将高深芜杂之专业知识科普化、大众化，又岂是容易之事？林丽珠教授的众弟子，均为扎根一线的医生，驭繁为简，历经三载，呕心沥血，终成"健康中国——中医药防治肿瘤丛书"，开启了肿瘤防治知识科普化的新篇章。

21世纪以来，传染性疾病在很大程度上受到控制，由于人类寿命的延长，老龄化社会的到来，肿瘤疾病遂成为常见病、高发病之一，其流行形势严峻，病死率、致残率高，给个人、家庭、国家带来巨大的痛楚和压力。各国政府每年投入大量的人力、物力对肿瘤疾病进行研究。随着研究的深入，我们正逐步揭开肿瘤疾病的面纱，肿瘤防治也有了长足的进展。因此，2006年世界卫生组织将肿瘤疾病定义为一种慢性疾病，可防可治，许多肿瘤患者得到及时医治，生活质量大大提高，生存时间也得以延长，治愈的病例不胜枚举。

但在我国，由于健康教育的普及不够，老百姓对肿瘤疾病缺乏正确的防治意识，缺乏行之有效的防治常识。一旦生病，或病急乱投医，或自暴自弃，或讳疾忌医，或迷信民间偏方及保健品等，而对于正规医院的系统医治却有抵触之心，因此常常造成失治、误治、延治，屡屡给生命财产造成损失，无不让人扼腕叹息。

中医药学对肿瘤的防治历史悠久，源远流长，内容博大精深，具有完整的理论体系及丰富的临床实践经验。《黄帝内经》曰："是故圣人不治已病治未病，不治已乱治未乱，此之谓也。"明确提出了"预防为主、防治结合"的思想，该思想指导着中医药学千百年来的临床实践，积累了丰富的经验。在漫长的历史长河中，中医药学为炎黄子孙防治恶疾、延年益寿做出卓越贡献，所得经验如繁花散落于古籍之中，点缀了中国几千年的文明。

中华人民共和国成立以来，在继承历代医家运用中医药学防治肿瘤的临床经验上，广大中医药工作者发皇古义，去伪存真，并积极吸收现代医学防治肿瘤的知识，形成了新的中西医防治肿瘤理论。在该理论的指导下，医务工作者积极利用一切手段防治肿瘤，并逐步形成和建立了中西医结合肿瘤防治体系，有利于提高中医对肿瘤疾病的防治水平，推广中医药在全球防治肿瘤领域的应用。

林丽珠教授为广州中医药大学第一附属医院肿瘤中心主任，行医三十余载，妙手仁心，大医精诚，诊治屡起沉疴，救人于癌肿苦痛之中。俗话说"授之以鱼，不如授之以渔"，林丽珠教授不仅重视临床实践，还身体力行做了许多防治肿瘤的科普推广工作。其与国医大师周岱翰教授合著的《中医肿瘤食疗学》出版后即一售而罄，2009 年获广州市第二届优秀科普作品积极创作奖，为年度畅销书。林丽珠教授多次受邀主讲防癌科普知识，如"礼来网络大讲堂——肺癌患者教育""云山大讲堂——防治肿瘤·三师而行""治疗肿瘤，别把中医当成最后的救命稻草"等，受到广大民众的欢迎。

本套丛书从临床实践出发，注重通俗实用，就 12 个常见的肿瘤病种，结合临床病例，用生动有趣的语言，将深奥难懂的恶性肿瘤防治知识通俗化，矫正民众在对防治肿瘤的认识上存在的误区，从而学会正确合理防治恶性肿瘤的方法。

本丛书的出版对宣传肿瘤的防治意义非常，可供普通读者、医学生以及医务人员等参考，故乐为之序。

戊戌六月于羊城

目录

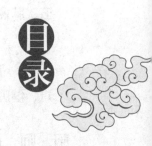

引　子

（一）因肺癌去世的名人们

美国癌症学会公布报告，2007 年全球新增癌症病患 1 200 万例，760 万人死于癌症，相当于每天死亡 2 万人。而在众多的恶性肿瘤疾病中，肺癌对生命的威胁排在第一位。全世界平均每 30 秒就有 1 人死于肺癌；肺癌的发病率和死亡率列为所有肿瘤之首，是名副其实的癌症第一杀手。

中国国家癌症中心报告，2015 年全国癌症总发病 429.16 万例，总死亡 281.42 万例，而肺癌高居发病和死亡数第一位，肺癌发病估计为 73.33 万人，死亡约 61.02 万人。[①]

1. 多面性格的词坛宗师黄霑

作为华人流行音乐的一代歌词宗师，黄霑的名字与 20 世纪八九十年代香港电影及流行音乐最为辉煌的时期密切相连，《笑傲江湖》主题曲《沧海一声笑》、《黄飞鸿》主题曲《男儿当自强》、《英雄本色》主题曲《当年情》以及《倩女幽魂》主题曲等均出自他之手。

过去数十年一向烟不离手的黄霑，平日总有几声咳嗽，在 2001 年发现自己患上肺癌后，感到很大的压力，曾自言是因为抽烟的时间太久，最

---

① CHEN W Q, et al. Cancer statistics in China, 2015［J］. CA Cancer J Clin, 2016, 66（2）: 115-132.

终导致肺癌发生。他特意低调医病，一度到马来西亚求医，后来才回香港医治。2004 年 11 月 24 日凌晨 4 时 50 分左右，黄霑之子黄宇瀚与主治医生举行新闻发布会，宣布黄霑因肺癌晚期引发肺部感染，抢救无效病逝。

按 语

　　吸烟致癌被世界各国所公认，吸烟是导致肺癌的首要危险因素，目前全世界每 10 个成年人中就有 1 人因吸烟而丧命。我国吸烟人数众多，全世界的烟民有 12 亿人，中国就占 3 亿人。国际上 40 多个流行病研究中心的调查结果显示，在因肺癌死亡的病例中 80% 的男性、75% 的女性跟吸烟有直接或间接关系。

2. 德艺双馨的著名表演艺术家赵丽蓉

　　距 2000 年春节还有 5 天时间，当时赵丽蓉参加春节联欢晚会的彩排已经两个多月了，在此期间身体一向硬朗的她总觉得胸口有些疼痛并且出现咯血。起初她并没有在意，只是通过拔火罐、按摩等方式来减轻疼痛，后来越来越不管用了。在剧组的再三督促下，赵丽蓉被送到医院。经过认真的检查，结果令人们目瞪口呆，赵丽蓉已经是肺癌晚期，而且发展到骨转移。所以当年春晚她与巩汉林共同演唱的《泰坦尼克》主题曲《我心永恒》，成为她表演生涯的最后一首歌。

　　2000 年 7 月 18 日 7 时 30 分，著名表演艺术家赵丽蓉因肺癌在北京海淀区的家中溘然辞世，享年 73 岁。

按 语

　　著名表演艺术家赵丽蓉起病的第一个症状为胸背部疼痛，其实是癌瘤累及壁层胸膜或直接侵犯胸壁时，可引起该部位恒定的持续性疼痛。她的第二个症状是咯血，这也是肺癌最典型的症状，多为痰中带血。血痰是癌瘤侵犯了支气管黏膜微细血管所致，常混有脱落的癌细胞，痰细胞学检查阳性率高。其实她肺癌发病已经有征象，只是没有引起她的警惕，没有早发现、早治疗。

（二）当肺癌悄然来临时

1. 几则有关肺癌的故事

故事一：只是看看咳嗽，老农民竟查出早期肺癌

70多岁的区伯，是茂名电白的一名农民，是个"老烟虫"，年轻时就开始抽烟了。10年前，因为剧烈咳嗽，他到当地医院检查，医生说他的左肺有东西。为了弄清楚病因，区伯的儿子特地陪他到医院检查。胸外科王主任坦诚地告诉他，他的左肺有个肿块，估计是肺癌。

这个消息给区伯当头一棒，一家人都忧心忡忡。区伯马上住进医院行手术治疗，王主任帮他开了刀。王主任说，幸好及时到医院检查诊断，肺癌还在早期。

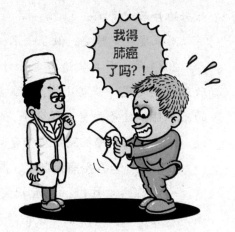

超过5年不复发，肺癌就算临床治愈了。10年来，区伯生活正常，一直没感觉到异常。2017年12月，区伯又开始剧烈咳嗽，到医院复查，医生在区伯的右肺又发现了新的肿块。2018年1月3日，老伴和孙子带着他，又找到王主任。王主任说，这次右肺的肿瘤不是转移的，癌肿也处在早期，同样可以手术切除。

故事二：烟台女孩婚前咯血查出肺癌，痴情男友求婚遭拒绝

烟台女孩聂欣住在肿瘤病区一处向阳的病房，这个身高1.68米、原本不到60公斤的姑娘在激素作用下胖到了80多公斤，放疗让她的头发掉得精光，昔日的容颜已不在。患肺癌并脑转移的她不久前拒绝了男友的求婚。"我看上去并不是那样坚强。"聂欣说。

聂欣说："我父亲是两年前去世的。"2011年，她父亲查出肺癌已是晚期，半年左右人就没了。她父亲是这种病，但她从没想过自己也会得这种病。

2011年4月的一天，聂欣早上起床时突然咳出了黑红的血块。她去医院检查，医生说是肺结核。按肺结核治了一段时间，她觉得自己好了，恢复健康了。没想到同年10月，她又咳出了血。她拍过片子，看过不止一个医生，都说她左肺有一个空洞，是肺结核。2012年4月，聂欣的肺发现占位性病变。开胸手术中进行病理切片，医生走出手术室告诉她妈妈，聂欣得的是肺癌，这对已经失去老伴的老太太来说真是晴天霹雳！

聂欣是"得了肺结核"以后认识现在的男友的，两人相识才一年多。男友比她大三岁，两人在一起很合拍。聂欣活泼，男友沉稳。恋爱时正好是她第一阶段治肺结核治得挺好的时候，她以为自己好了，高高兴兴地奔着爱情就去了。

后来发现是肺癌，做了手术，聂欣还是挺乐观的。

2013年1月再次进行电子计算机断层扫描（CT）检查，医生在聂欣脑子里发现"一些小白点"，癌细胞又出现了。得知病情后，聂欣做的第一件事就是向男友提分手。"他不同意，坚持今年6月结婚。"聂欣说。这件事在肿瘤医院病房挺轰动的。

故事三：老教授声音嘶哑，原是肺癌作怪

一年前的4月份，张教授突然发现声音沙哑，还有些轻微的左胸痛，伴有干咳。作为医学院的特聘教师，每周要讲5节课，他想是讲课比较累导致的，所以就没在意。直到当年冬天突然感冒发热、痰中带血、胸痛加剧，经大学附属医院拍了胸片、做了支气管纤维镜才诊断为左肺癌晚期，而且肿瘤离心脏很近，心胸外科医生当即就说手术几乎没有成功的可能，最多能活3个月，这当头一棒，瞬间让他触摸到死亡的边缘。

故事四：做一辈子家庭主妇得了肺癌

79岁的刘老太最近一两个月总觉得自己关节疼，后来疼得越来越厉害，胳膊都抬不起来了，家人带她去医院骨科检查，经过肿瘤专家确诊，老太太得的是肺癌晚期，已经出现了骨转移，所以导致老人骨头疼。

"肺癌？不可能吧，老人平时不抽烟，家里也没有人抽烟。"得知老

人的病情后，家人都难以接受。主治医生说，这应该跟老人长时间接触厨房油烟有关。厨房油烟是导致肺癌的隐形杀手，这是已经被证实的。

2. 肺癌的危险信号

早期的肺癌常常没有任何症状，偶尔因身体检查才发现肺癌，或是肿瘤转移后引起某些症状才被发现。而大部分症状表现又常不具特异性，这是目前肺癌诊断上的一大难题。

危险信号之一：反复不愈的咳嗽

故事一中的区伯的发病特点是剧烈地咳嗽。引发咳嗽的原因很多，因此需要鉴别。如果没有外部环境刺激，没有明确的上呼吸道感染，出现反复不明原因的咳嗽，就该提高警惕，此时需要拍胸部 X 光片，在条件许可的情况下建议做胸部 CT。当然，肺部病变并不都是肺癌，但排查肺癌是必需的。有位 30 多岁的年轻患者，反复咳嗽近一年，一直按过敏性肺炎治疗，直到发现颈部淋巴结肿大，穿刺后病理证实为转移性肺腺癌，诊断延误了近一年，后果可想而知。咳嗽是肺癌最常见的症状，多数

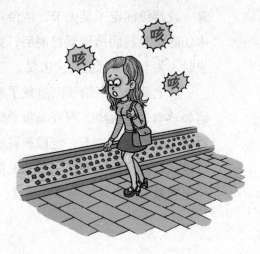

是刺激性的咳嗽，没什么痰或少许白色黏痰。咳嗽往往是由肺部肿瘤压迫了各级支气管引起的症状。

危险信号之二：莫名其妙的咯血

故事二中的烟台女孩原先得过肺结核，结核本身也会伴有咯血痰的症状，但她抗结核治疗后咯血反复出现，经查胸片和病理检查，发现是肺癌。出现痰中带血丝或血痰这一类症状要高度警惕肺癌。恶性肿瘤一旦侵犯了血管，可导致血管破裂，就会出现痰中带血或咯血。因此，出现此症状要及时就诊，同时需与肺炎、结核、支气管扩张等疾病进行鉴别，避免误诊误治。

危险信号之三：声音嘶哑

故事三中的大学老教授以为是讲课声带劳损引起声音沙哑，但他伴有胸痛、干咳的症状，并不是简单的咽炎，支气管纤维镜活检确诊是肺癌。肺癌转移灶压迫喉神经，可使声带麻痹而致声音嘶哑。由于肺癌的转移灶在早期即可出现，转移灶有时可长得比原发灶快，因此转移灶的临床表现可先于原发灶出现。

危险信号之四：骨头疼痛

故事四中的刘老太出现关节肿胀、疼痛，这是因为肺癌（尤其是鳞癌）细胞在增生分化过程中异常分泌生长激素，刺激骨关节增生所致，在医学上称为"肺性肥大性骨关节病"。关节肿痛通常以大关节最为明显，或持续固定于某关节，或游走于多个关节，有的还可伴有发热。手术切除肺癌或病情得到控制后，关节肿痛会在短期内消失；但当病情复发时，关节肿痛可能再次出现。

以上几个故事给我们呈现了肺癌发病的一些预警信号和典型症状，诸如咳嗽、咳血痰、声音嘶哑、肿瘤骨转移所致骨头疼痛等，但临床表现往往错综复杂，不一定像教科书所写的那么典型。当身体出现这些不适症状时，应提高警惕，并到医院就诊排查。当然，还得提醒大家，每年定期做一次身体体检非常重要，这有助于我们早期发现、早期治疗。

医师篇

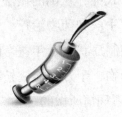

医师指导，合理用药
早期诊断，早期治疗
中西并重，早日康复

一、有关肺癌的发病情况

2006 年，世界卫生组织公布，昔日"绝症"——癌症（恶性肿瘤）改称为慢性疾病。这意味着随着医学的进步，肺癌和高血压、糖尿病等慢性疾病一样，是可防、可治的慢性病，患者通过正规的治疗，可以长期生存，甚至可以治愈。

肿瘤是一种慢性病，是需要长期治疗的，有很多的治疗手段和药物选择。要如何选择治疗方式呢？正确的做法是在医生的指导下，根据病情合理地选择合适的治疗手段和药物治疗。只有这样，才能更好地控制疾病，达到稳定瘤体、控制症状、延年益寿的目的。患者一定要遵照医生的嘱咐按时按量服用药物，千万不能放松警惕。同时还要特别注意除了药物之外，医生根据患者病情所做的一些特别嘱咐，延缓病情的发展。

（一）认识我们的肺

肺位于胸腔，左右各一，是呼吸系统的一部分。它是人体与外界进行气体交换的重要器官。肺的形状就像一棵倒置的树，有气管、支气管和肺泡。右肺比左肺大，右肺分上、中、下三叶，左肺分上、下二叶。左右两边的肺以纵隔腔隔开，纵隔腔内有心脏、大血管、气管、食管、胸腺和许多淋巴结。当我们呼吸时，空气会由鼻子或嘴巴进入体内，经过喉咙、气管和左、右支气管，然后进入左、右肺内，一直往下通到更小的支气管，最后到细支气管与肺泡相连。

肺内有许多肺泡，肺泡上有上皮细胞，上面布满了网状微血管，体内的二氧化碳与外界空气进行气体交换。肺最大的功用，是吸进氧气以维持细胞正常的功能，并且将身体各部位细胞代谢的二氧化碳排出体外，供人体生命之需要，故被称为"生命之树"。

（二）什么是肺癌

身体里每个器官都是由许多不同的细胞组成，肺也一样。这些细胞为了维持肺部的正常功能，会进行一定程度的分化。若细胞持续不正常地分化，即一般所说的肺部出现恶性肿瘤细胞，就是所谓的肺癌。

（三）为什么会得肺癌

有科学家曾打趣说：肺癌是被"气"出来的，工业废气、汽车尾气、空气污染、烟草烟雾、厨房油烟和房屋装修材料污染等，都是导致肺癌的重要因素。

1. 吸烟是以肺癌为友，与死亡同行

80% 以上的肺癌是由吸烟引起的。吸烟为什么会导致肺癌呢？因为香烟烟雾中含有二氧化碳、一氧化碳、各种氮氧化合物、焦油、尼古丁、苯并芘和亚硝胺等有害物质。吸入后既可作用于支气管和肺，也可随血流进入人体各器官、组织，导致癌变。其中苯并芘和亚硝胺肯定有致癌作用。有人会说，香烟的过滤嘴可以阻挡有害物质。过滤嘴确实能阻挡一部分有害物质进入人体，但研究表明，过滤嘴只能阻挡挥发性物质，对危害人体的主要物质亚硝胺类阻挡作用差。据世界卫生组织调查报告，全世界每天新增加 60 万

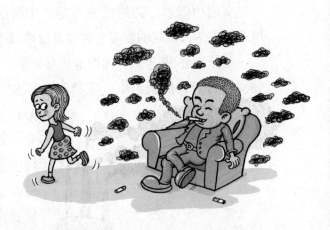

肺癌患者，其中绝大部分都是由于吸烟导致的。美国癌症学会调查了 1 亿人口后发现，吸烟者得肺癌的危险性是不吸烟者的 8 ～ 12 倍。

2. 生活中易引起肺癌的五大职业

发生肺癌的诱因很多，生活环境与生活方式是重要原因。在我们的生活中，以下五大职业易诱发肺癌。

（1）易接触石棉的职业。如石棉瓦拆除工、安装保温工、石棉加工、制造工、包装工、搬运工等。

（2）易接触粉尘的职业。如环卫工、建筑工、碎砖工、矿渣工、炮工、风钻工、出渣工、木制品工等。

（3）易接触化学品的职业。如化工、印染工、石油工、硅胶工、油漆工、制药工、化学家等。

（4）易接触某些金属的职业。如锅炉制造工人、炼铜工人、机械工人、金属模具工人、铅管工人、金属结构工人、炼金工人等。

（5）易接触玻璃纤维的职业。如玻璃破碎工、碾磨工、投料工、搅拌工、摇炉工等。

3. 大气污染大大增高肺癌发病率

室内因爆炒、烧烤、煎炸等产生厨房油烟，加上冬季较少开窗通风，北方冬天传统的取暖方式也是致癌因素之一。

此外，近30年来房地产业迅猛发展，房屋拆迁和房屋装修过程中，装修石材导致的氡污染、家具制造等家装材料造成的苯系物污染、甲醛污染等；游离甲苯二异氰酸脂；铅、镉、汞、砷等重金属元素都与肺癌发病有关。再加上遗传因素，癌症性格或压力等心理因素，高热量、高脂肪饮食方式，饮酒酗酒等不健康生活方式因素，都可能导致肺癌。尤其是当几个因素协同作用时，患肺癌的风险会大大增加。

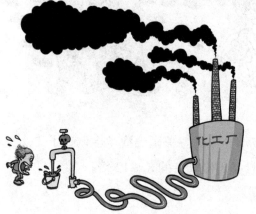

（四）如何预防肺癌

1. 坚决戒烟，远离肺癌

诚然，对于长期吸烟的人来说，戒烟绝非易事。对于他们来说，吸烟可能是社交需要、风度气质的体现或者醒脑提神的需要，这些问题导致其拒绝戒烟。想要戒烟成功，首先，要对吸烟危害健康有深刻的认识，去除一些不正确的认识。看到香烟就要联想到里面所含的致癌物质，切莫害人害己。其次，要有决心和毅力。要有勇气马上戒烟，并告诉别人自己已经不抽烟了，自始至终要坚持

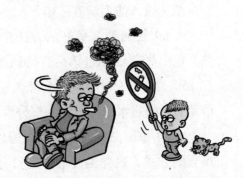

下去。再次，可以适当依靠家人的督促，培养一些兴趣爱好以转移对烟草的注意力，在烟瘾发作时可用诸如戒烟糖等替代品辅助戒烟。通过多方面的努力达到戒烟、远离癌症的目的。

2. 路边散步，小心汽车尾气

汽车尾气也是环境污染的一个重要方面，其有害物质主要是存在于颗粒物部分中的多环芳香烃类物质，以及其中的二氧化硫、二氧化碳、一氧化硫等。高浓度的汽车尾气可使人体细胞损伤、细胞免疫及体液免疫功能降低，对疾病的抵抗和抗肿瘤能力明显下降。

随着经济的快速增长，人们的消费水平不断提高，汽车的购买量也迅速增高，人类长期吸入汽车尾气，导致肺癌的发病率明显增高。喜欢出门锻炼的人最好选择车流较少的道路或时间出门。

公园中的绿色植物相对较多，对空气中污染物的吸附作用也较强。因此，若有条件，建议喜欢散步、休闲的患者应尽量选择绿色植物相对较多的场所活动，以减少污染物的吸入，使户外活动成为保持健康，而不是危害健康的方式。

3. 正确烹调，控制油烟

中国的很多主妇习惯等到油开始明显冒烟时才放菜，这时温度达到200 ℃~300 ℃，油烟中含有多种有害物质和致癌物质，包括丙烯醛、苯、甲醛、巴豆醛等，这些物质会随呼吸进入人体并沉积在呼吸道成为隐患。

减少吸入油烟的方法如下。

（1）控制油烟最好的方法是掌控油温。推荐的油温应是在"八成热"时，即将油倒进锅后，待油面波动加剧，没有多少油烟（此时油温在150 ℃左右）时放菜。此外，建议经常下厨的主妇要多喝水，尤其是炒菜后，通过水循环可将一部分堆积在体内的有害物质排出。

（2）家庭烹饪时尽量减少爆炒、煎炸，可适当增加煮、蒸等以水为媒介的方式，这样温度最高也只有100 ℃，既可保持食材营养，又对人体无害。

（3）炒菜前要打开抽油烟机和排气扇，炒菜完成5~10分钟后再关闭抽油烟机和排气扇，以便更彻底地排除废气和油烟，净化厨房空气。

（4）建议做饭时一定要打开门窗，让空气流通，并检查抽油烟机的排气管是否通畅。

4. 做好职业防护

这是预防肺癌的一种有效方法。肺癌的发病原因有很多种，职业环境中的呼吸道致癌物，如铀、镭等放射性物质及衍生物，以及致癌性碳氢化合物、砷、铬、镍、铜、锡、铁、煤、焦油、沥青、石油、芥子气等物质，也是造成肺癌发病率增高的重要原因。因此，煤矿工、油漆工、打石工、铺路工、化工厂工人等一些特殊行业的职工应做好预防肺癌的措施。

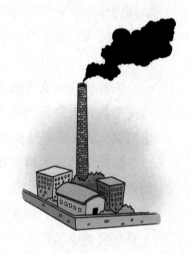

5. 养成良好生活习惯

首先，饮食方面应经常食用新鲜蔬菜、水果，补充维生素，这对肺部有保护作用。其次，调整好心态，保持心情畅快。情绪低落会导致身体免疫力降低，身体自身分辨不出哪些是异常细胞，从而造成疾病的发生。

6. 注意室内通风

日常生活中应保持室内空气流通，勤通风，避免空气污染。有研究表明，中国女性患肺癌有一部分与室内微小环境空气污染有关，因此预防肺癌要注意保持室内通风，改善室内空气质量。

7. 生命在于运动

常言道："生命在于运动。"中老年人保持自觉的经常性运动，能够增强人的活力、耐力和免疫力，加强人的整体力量、机动性和平衡性，也能有效地防癌抗癌。所以老人要适当地运动，如登山、散步、慢跑、游泳、打太极拳等，循序渐进，持之以恒，不仅能增强体格，也能起到防癌抗癌的作用。加强锻炼，增强机体抗病能力，避免致癌因素长期刺激，可以降低发病率，预防肺癌的发生。

8. 睡好觉，助防癌

专家临床研究表明，人体细胞决裂的高潮是在人入睡以后，而癌细胞是在人体正常细胞裂变过程中产生突变而形成的。假如睡眠好，人体很难把正常细胞变异为癌细胞。所以保证睡眠质量乃是防癌的主要方法之一。

按语

专家建议：平时有肺部疾病的人群应重视肺癌早期的症状，一旦发现肺癌症状，不能掉以轻心，要及时到医院进行全面检查。

二、肺癌的检查、诊断

（一）肺癌的筛查

为了找出症状的原因，医生会询问患者有关个人及家庭的病史，也包括抽烟状态及工作史；同时医生也会做一些身体检查，如胸部 X 线检查和其他检查，以下为常见的检查方法。

1. 胸部 X 线检查

不同组织类型的肺癌的 X 线表现略有不同，因而胸部 X 线检查是最简单的察觉肺部有无病灶的检查，可粗略知道病灶的大小与位置。

尽管胸片具有简单、普及、费用不高的优点，但由于其分辨率相对较低，故密度低的小病灶或直径小于 1 厘米的病灶，还是会存在漏诊风险。

2. CT 检查

当胸部 X 线检查发现病灶时，会进一步做电子计算机断层扫描（CT）检查，以便确定肿瘤的部位、是否有淋巴结转移，是分辨肿瘤分期的重要依据。目前提倡低剂量螺旋 CT 用于肺癌筛查。从功能角度看，类似将一个红薯切成很多片，然后翻看每一层红薯片中是否出现腐烂或有无坏点。

3. 痰液细胞检查

针对怀疑患有肺癌的患者，留取痰液标本，然后在显微镜下寻找有无癌细胞。特征：特异性达 99%，而敏感性仅 66%。局限

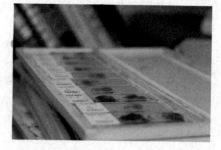

性：漏诊率较高。对早期中央型肺癌比较敏感，对早期周围型肺癌敏感度较低，对肺鳞癌敏感，对肺腺癌却不"感冒"。

4. 支气管镜检查

支气管镜检查检出率高，是诊断肺癌最常用的方法，可获取病理学诊断，且病理检查是诊断肺癌的金标准。

超声支气管镜检查，又名支气管镜下气道超声，是利用支气管镜将微小的超声波探头伸入患者气管或支气管内，将气管内的超声视频传导到显示屏上，医生可观察气管旁小淋巴结病变、恶性肿瘤侵蚀气管壁的程度，以及肺部周边小病灶。在超声引导下，医生还能对"潜伏"于较深处的病灶或淋巴结进行穿刺活检，做病理学检查。

5. 经皮细针穿刺术

由 CT 引导，将细针经过皮肤穿刺至肿瘤部位，随即退针，取材放在滤纸上，做细胞学检查。

在操作经验丰富的前提下，通过穿刺获得确诊的阳性率是较高的。穿刺时可造成少量出血，一般可自行止血；气胸是其常见并发症。需要指出的是，体质虚弱、凝血功能较差，或不配合的患者，是不适宜做经皮肺穿刺检查的。

6. 胸腔穿刺术

癌细胞转移到胸膜时，会产生胸腔积液。如果患者有胸腔积液，可做胸腔穿刺术抽出胸膜腔内的积液，做细胞学检查看是否有癌细胞存在。胸腔穿刺术，适用于病灶比较靠近肺部周边且伴有胸腔积液的患者。

7. 胸膜活检术

当患者出现癌性胸腔积液时，在较低位置的胸膜常常会有散落分布的转移病灶，当最简单的胸腔穿刺术不能明确诊断时，就可采用胸膜活检术来帮助做出明确诊断。患者在接受胸膜活检术时会有一些局部酸胀

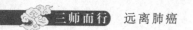

不适，只要患者配合得好，一般很少有较严重的并发症。

8. 细针穿刺检查

若患者有颈部或其他浅表部位淋巴结肿大，或有皮下结节时，可针对这些病灶做细针抽吸或组织切片做细胞学或病理学检查。

9. 剖胸检查

有时肿瘤很小，不容易用上述方法诊断，或是反复穿刺都无法确定诊断，外科医生便会施行开胸手术，直接取出肿瘤组织做病理检查，若确定肿瘤是恶性的而且可以手术完全切除，便会在诊断的同时，手术切除所有的肿瘤。

（二）肺癌的分类

肺癌分为两大类型：小细胞肺癌及非小细胞肺癌。这两种类型的癌细胞生长、分化及扩散速度并不相同，临床治疗的方式和对化疗的反应也有极大的差别。

1. 小细胞肺癌

小细胞肺癌多发生于男性，占所有肺癌的 10%～20%，与抽烟关系极为密切。病灶通常位于肺部中央靠肺门位置，容易往大支气管发展，使气管阻塞造成肺叶萎陷，诊断时常已有纵隔淋巴结扩散。

它不仅生长快速，而且很快就由淋巴或血液循环系统蔓延至身体其他组织或器官，所以一般无法手术切除。对化疗及放疗反应比非小细胞肺癌好。但整体而言，小细胞肺癌患者的预后比非小细胞肺癌的差，极易复发、转移。

2. 非小细胞肺癌

非小细胞肺癌占全部肺癌的 80%～90%，和小细胞肺癌相比，其生长速度较慢，转移发生也较慢，但是只有少数人在诊断时有机会做手术治疗。

（1）腺癌。腺癌占非小细胞肺癌的 50%，是肺癌中最常见的类型，较常发生于女性，没有抽烟的人罹患的肺癌多为此类。此类型肿瘤通常长在肺部边缘的腺体组织，属于周围型病变，患者多半没有任何自觉症状。目前腺癌是所有肺癌中研究最为深入的癌种，研究其明确的驱动基因也最多，可供选择的治疗方案也是最多的。

（2）鳞状细胞癌。这是男性常见的肺癌类型，与抽烟关系最为密切。肿瘤常长在肺部中央靠近肺门位置，容易堵塞气管造成肺叶萎陷，且有纵隔淋巴结的扩散，扩散速度比其他类型肺癌慢。其治疗方案较为有限，且疗效欠佳。

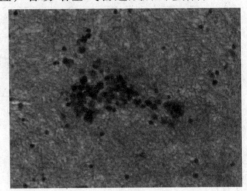

（3）大细胞癌。此类型肺癌通常为周边型病变，虽然生长速度较其他类型肺癌缓慢，但常有早期转移的现象。

（三）肺癌的分期

肺癌分期的目的，除了临床上对癌症的判断及决定治疗的方案外，还与其预后有相当密切的关联性。分期越晚，病情越重，预后越差。

1. 小细胞肺癌的分期

小细胞肺癌因为生长快速，依临床分期只分为局限期及广泛期两种，是按照患者接受胸部放疗时，所有在临床上发现的病灶是否能够完全涵盖在一个胸部治疗的照射范围内来区分的。

局限期：指病灶局限于单侧肺部，可能已侵犯到肺门、纵隔腔或锁骨上窝淋巴结，但没有恶性胸水或远处转移的迹象。

广泛期：病灶已超过局限期范围，如有恶性胸水或扩展到对侧肺部及已有远处转移的情形。

2. 非小细胞肺癌的分期

非小细胞肺癌的分期见下表。

非小细胞肺癌的分期

分期	表　现
第Ⅰ期	肿瘤只在肺部，没有侵犯到邻近组织，也没有淋巴结转移
第Ⅱ期	肿瘤已侵犯邻近组织，或已转移到肺门淋巴结
第ⅢA期	肿瘤已侵犯到邻近组织，且已转移到肺门淋巴结；或虽没有侵犯到邻近组织，但已转移到同侧纵隔淋巴结
第ⅢB期	肿瘤已侵犯重要邻近脏器
第Ⅳ期	已发生远处器官如肝、脑、骨头或肾上腺转移，或有恶性胸水

三、肺癌的治疗

（一）不同类型肺癌的治疗原则

肺癌的治疗方式种类繁多，往往受诸多因素影响，要了解肺癌的形态、侵犯范围、患者当时的健康状况以及年龄，才能选择最合适的治疗方式。根据肺癌的分期，早期肺癌治疗的主要目标是根除肿瘤，而中晚期肺癌治疗目标就会转变为延长患者的存活期，同时，使患者症状得到减轻、改善并提高其生存质量。

1. 小细胞肺癌

小细胞肺癌非常容易发生远处转移，因此应当成全身性疾病治疗。小细胞肺癌的治疗以化疗为主，单一化疗或合并多种药物治疗都有效，大多数患者肿瘤会缩小；但肿瘤在控制一段时间后常会复发，因此大约只有30%局限期患者及低于5%广泛期患者存活期超过2年。对于局限期的患者，胸部放疗可以加强对肿瘤的控制并延长患者的生命。

2. 非小细胞肺癌

非小细胞肺癌的治疗原则是依疾病的临床分期而定，比起小细胞肺癌，非小细胞肺癌的生长缓慢，手术彻底切除是唯一的根治方法。

第 Ⅰ、Ⅱ期：对早期肺癌来说，一般公认手术切除是最有效的疗法，手术切除后若发现手术边缘切除面仍有癌细胞存在或淋巴结有转移，则需追加化疗或再加上放疗以降低局部复发率。倘若因患者年龄过大、肺功能不佳，或有其他潜在性疾病（如心脏病等）而无法手术，就会以放疗为主，再以较低剂量的化疗来辅助治疗。

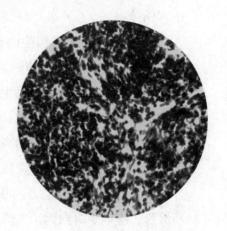

第 ⅢA 期：以手术切除后再追加化疗，视情况再追加放疗。

第 ⅢB 期：对Ⅲ期的患者来说，以往的做法通常以化疗合并放疗为主。但目前针对此期的患者，可尝试先给予化疗及放疗后，评估若病灶可以切除，则进行手术切除，手术后再追加化疗及放疗，以改善患者整体的预后。

第 Ⅳ 期：目前以化疗、分子靶向药物治疗为主，综合多个研究报告的结果显示，比起仅给予支持性疗法的患者，Ⅳ期患者接受化疗不仅可以增加存活率，且能改善患者的生活品质。对于不能以手术根除的晚期非小细胞肺癌的患者来说，医生只要拿捏得当，谨慎处理化疗，便能为患者提供一些助益。

（二）肺癌的治疗方法选择

1. 哪些肺癌适合手术治疗

对原发性肺癌（第 Ⅰ、Ⅱ期及部分第 ⅢA 期）患者来说，手术切除术是目前最好的治疗方法。手术目的是彻底切除肺部原发癌肿病灶和局部淋巴组织，并尽可能保留健康的肺组织。当肺癌患者的全身情况较好，尚未发生远处转移，手术后 5 年生存率可达 50%。但大多数晚期患者，如有广泛肺门、纵隔淋巴结转移，胸膜或心包转移，胸外淋巴结转移，或远处器官转移，及合并有心、肺、肝、肾等功能障碍，则不适宜手术治疗。

当病灶可以手术切除时，依肿瘤大小、生长位置及患者的健康状况，手术方法可分为：肺叶切除术、全肺切除术、楔形或肺小节切除术等。具体手术方式由手术医生根据患者病情、身体情况决定。

手术治疗对身体会造成什么样的影响？医生有如下建议。

肺癌手术是大手术，在全身麻醉下进行，手术前医生通常会要求患者戒烟并做深呼吸运动，以减少手术后并发症。

手术后医生会以处方药物控制患者的疼痛，患者如果有什么疼痛或不舒服，应该随时向医护人员反映，以寻求帮助。

手术后胸部会置放引流管，使滞留在胸腔内的气体及液体尽早排出。另外患者也需多翻身并做深呼吸、咳嗽运动，促进未切除肺组织再度扩张，并使多余的气体及液体排出。

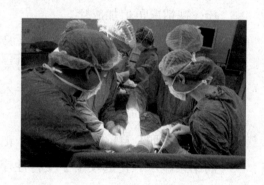

手术后伤口部位的胸壁肌肉和上臂肌肉会变得没有力气，可借助康复运动来恢复肌肉的力量。

手术后患者复原时间与其手术前的肺功能、手术切除的范围及年龄等有关，可能需要花几周到数月的时间，才能真正恢复精神和体力。

2. 哪些肺癌患者需要放疗

放疗属于局部治疗，是利用高能量放射线，穿越体表将辐射剂量集中于肿瘤部位以精确地杀死癌细胞的一种治疗方法，适用于手术前、后的辅助疗法，或是对晚期患者因肿瘤所引起的局部症状的缓解性治疗。对身体状况不佳，无法承受开胸手术的早期患者，或是患者不愿意手术，其肿瘤部位不大，也没有其他地方转移，放疗是其治疗方法的选择之一。

（1）可手术切除的患者。可手术切除的第Ⅰ、Ⅱ、ⅢA期肺癌患者，若病理检查发现切缘不干净，或摘除纵隔淋巴结有转移时，为了将疾病治愈，患者需要在手术后接受辅助性放疗，以加强对局部高风险复发区域的控制，通常每周5次，需持续5～6周。

（2）无法手术切除的患者。对于第Ⅰ、Ⅱ、ⅢA期的患者，若因其年龄过大或肺功能不佳而无法接受手术，还有ⅢB期的患者，因为病灶范围超过手术切除的安全限制，都可用放疗来尽可能将疾病控制住。这类放疗疗程较长，需持续5～7周。也常搭配其他治疗在手术前后或同时进行；治疗的范围涵盖肺肿瘤、转移的淋巴结、纵隔或锁骨淋巴区域等。

（3）肺癌第Ⅳ期患者。当患者诊断为Ⅳ期，病灶范围已蔓延全身时，放疗在此时扮演缓解患者不舒服症状，改善生活品质的角色。如肺癌并骨转移时骨照射以止痛，或脑部转移时的全脑照射以改善神经症状，这类治疗疗程通常仅2～3周，治疗的副作用也较小。

3. 有关放疗的其他治疗方法

（1）与化疗的搭配方式。由于化疗在治疗转移风险高的肺癌中起到重要作用，因此患者在治疗过程中须接受化疗的概率很高。一般情况下化疗可于放疗前数周以诱导放射进行，或与放疗同步进行。需要注意的是，同步放疗与化疗时，治疗毒性会明显增加，所以在放疗中，化疗应选择温和性质的药物。

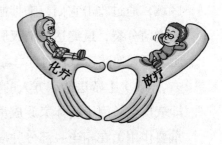

（2）特殊临床情况的放疗。肺癌病程中有时出现肺肿瘤阻塞气管引起阻塞性肺炎，或压迫上腔静脉致头颈部浮肿，不论癌症属于哪期，可

先以放射线照射引起压迫症状的肿瘤，以缓解肿瘤压迫造成可能的严重感染或败血症。

需要特别指出的是，放疗的敏感性与放疗治愈率并不成正比，即放射敏感性高的肿瘤，如小细胞肺癌，虽然局部疗效好，肿瘤消失快，但由于它的恶性程度高，远处转移机会多，因而单纯依靠放疗则难以根治。鳞状上皮癌的放射敏感性属中等，但它的远处转移机会少，故放疗疗效较佳。腺癌对放疗敏感性较差。

4. 哪些肺癌患者需要化疗

化疗，是使用口服或注射抗癌药物来抑制肿瘤的一种全身性治疗。当癌细胞转移到身体其他部位时，手术和放疗都已无法完全控制肿瘤，此时必须采用这种全身性的治疗方式，减缓肿瘤的生长和蔓延，以达到减轻症状及提高生存质量的目的。

肺癌治疗仍以传统铂类药物为主，搭配新药的组合作为治疗处方。因组合方式的多样，至今仍未有任何一组特别胜出的搭配可达到最好的效果，尤其对晚期的肺癌，是一个漫长的疗程。

5. 哪些肺癌患者适合靶向治疗

近年来，分子靶向治疗逐渐成为治疗肺癌的研究热点。顾名思义，靶向治疗就好比射箭，"箭"就是我们研发出来的各种药物和方法，是我们攻击肿瘤的武器；而"靶"简单地说，就是肿瘤细胞上一些特定的区域，通过攻击它们，来抑制肿瘤细胞正常的生长代谢，阻止肿瘤细胞的增殖分裂，最终达到消灭肿瘤的目的，同时不杀伤或很少杀伤正常细胞，极大地减轻患者的自身毒性反应。

（1）上帝送给东方人的宝贵礼物——表皮生长因子抑制剂。EGFR即表皮生长因子受体家族成员之一，在调节细胞生长、分化、存活上有重要作用，在相当一部分肿瘤中都有不同程度的表达。表皮生长因子抑制剂，是一个强有力的 EGFR 酪氨酸激酶抑制剂（TKI），对肿瘤细胞的增殖、生长、存活的信号传导通路起阻断作用。

目前，EGFR 酪氨酸激酶抑制剂为：一代的吉非替尼、厄洛替尼、埃克替尼；二代的阿法替尼；三代的针对 T790M 突变的奥希替尼等。

（2）能"饿死"肿瘤的抗血管生成药物。任何细胞、组织的生存及增殖都需要营养供应，人体通过血管及血液运输来为各种组织器官提供原料和养分。正所谓"人是铁，饭是钢"。肿瘤比正常组织生长得更旺盛，是因为它尤为"贪吃"，需要更多养分，自然肿瘤的血供就更丰富。体内有一种强有力地促进血管生成的因子，这种物质因为能直接或间接参与血管生成，所以在各种肿瘤的发生、发展及预后具有极其重要的地位。

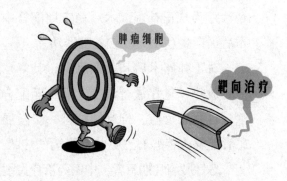

这类药目前临床常用的有贝伐珠单抗、重组人血管内皮抑制剂恩度、参一胶囊、沙利度胺（反应停）等。

（3）测试患者能否进行靶向治疗。目前研究认为东方人、女性、腺癌（尤其是肺泡细胞癌）、无吸烟史的患者口服分子靶向药物有优势。因为符合上述条件的肿瘤患者体内的肿瘤细胞上有更多的表皮生长因子受体，这样，分子靶向药物像离弦的箭进入体内，直接击中目标靶，导致肿瘤细胞死亡，达到治疗肿瘤的目的。

（4）靶向药物不良反应知多少。吉非替尼最常见的不良反应（发生率在 20% 以上）有腹泻和皮肤反应（包括皮疹、痤疮、皮肤干燥和瘙痒），一般见于服药后第一个月内，通常是可逆的，也就是说可以恢复。其他常见不良反应（发生率在 10% 以下）有恶心、呕吐、厌食、乏力、口腔黏膜炎、口干、呼吸困难、指甲异常、结膜炎、眼睑炎、弱视、无症状性的轻度或中度转氨酶升高等。少量不良反应（发生率在 1% 以下）有胰腺炎、角膜糜烂（可逆），有时伴睫毛生长异常、出血性膀胱炎、间质性肺病。其中间质性肺病（ILD）最严重，已有致死性病例的报道，发生率大约为 1%（日本的统计数据是 2% 左右），主要发生在既往有肺基础疾病的患者。患者一旦出现不明原因的胸闷、憋气，应及时告诉主诊医生。

6. 中医药治疗应全程管理

中医药治疗疾病，在不同阶段的用药和治疗目的是不同的，中医药治疗应当贯穿整个肺癌治疗过程。如对很多早期手术的肺癌患者，中医药治疗为扶正补虚；术后稳定期配合中医药抗转移、防复发，可以提高术后远期生存率，改善各脏器功能。

对于肺癌术后和中期患者，其复发和转移的可能性很高，西医通常采用放疗、化疗进行治疗。而中药配合放疗、化疗、微创治疗，可减轻治疗过程副反应，抑制肿瘤进一步发展，提高生存质量，带瘤生存，使患者能够改善恶心、呕吐、腹泻的症状，顺利完成治疗。

恶性肿瘤晚期患者，中医药治疗占主导地位，以扶正固本为主，治疗目的为缓解症状，维护各脏器基本功能，提高生存质量，延长生存期。

肺癌患者应尽早进行中医治疗。患者晚期如果多脏器损伤，不能进食，那么用药是很难起效的。所以中药在治疗肿瘤疾病中一定要全程参与，根据辨证施治原则，不同阶段采用不同的治疗方法，针对患者的不同体质和症状遣方用药。可见，中医药的个体化治疗应该是最早的精准治疗体现。

四、肺癌的护理

（一）肺癌患者的家庭护理

人生无常，当自己或家人患上肺癌，焦虑和彷徨不可避免，但无论如何，必须勇敢面对，在照顾方面，先要掌握患者的情况，再提供相应的协助。

1. 患者面临哪方面的问题最迫切

一般刚被确诊患早期肺癌的患者，身体症状不大明显，但患癌这个事实往往带来很大压力。在这段时间，精神上的支持最为重要。因此，必须先与主诊医生了解清楚病情、治疗方案，可能出现的副反应或不适，对日常生活的影响等，以期减少患者的恐惧与焦虑。然后选择患者感觉舒服的方法加强沟通，目的是使患者感受到爱护与支持，保持乐观心态，然后安心地接受并配合治疗。尽量协助患者进入一个新的正常的生活模式，也就是患者能接受的，有助达到身体、心理、社会等方面的完满状态，例如，戒掉烟酒及不良饮食习惯，改吃营养价值高的食品，减轻工作量，起居作息有度，保持一定的社交活动等等。千万不要只叫患者休息，什么都不许做，这只会使患者更觉无助、担心和沮丧。

在治疗期间，因治疗引起的副反应和不适，如手术伤口疼痛、疲倦以及放疗、化疗引起的恶心、呕吐、食欲减退等，可能逐渐浮现，应按照医生或护士的指示，观察患者身体情况的变化，给予相应的照顾并记录下来，于下次复诊时告知医生或护士。接受化疗期间，身体的造血功能及免疫能力很可能下降，应减少外出，尤其不要到人群稠密的地方，以避免受伤或被感染。如身体严重不适，应立即求诊。

复原期间，继续协助患者进入一个新的正常的生活模式，这样有助于患者康复，提高免疫力，减低复发风险，甚至可使患者身体状况比接受癌症治疗前更健康。不要忘记继续观察其健康上的变化（包括体重），按时复诊或检查。

2. 谁最适合照顾患者

对抗肺癌往往是一场持久战，家人本身也承受着情感上、经济上的双重压力。所以，应先评估家人照顾患者的能力；必要时，可运用社会资源，帮忙照顾。

对于不同症状的照顾，有关的医护人员通常都会提供教育讲座或指引单张。请不用担心，不明白的话，多问清楚就好。

照顾患者，需要跨部门团队与患者、家人的合作才能有好的成果。故患者及其家属应与医护人员保持紧密的沟通，以达到最佳的效果。

动员更多的家人、朋友来帮忙。多些亲友支持，患者也会受到鼓舞。

3. 食疗管用吗

食物的营养，可提供能量，有助于身体复原、抵抗感染。中国人尤其注重汤水与食疗，本书的"厨师篇"是专门的食疗章节，可提供很多不同选择。要把肺癌患者的身体、心理、社会各方面都照顾好，在"心理、社会"方面，其中一个要素就是重建和巩固患者和家人亲友间的和谐关系。鉴于此，我们觉得有必要为肺癌患者制作适合他们的爱心食谱，通过照顾饮食这一重要的活动，让关怀和爱心可以表达出来，所谓吃在嘴里，甜在心头，这当中亦可缔造很多增进沟通的渠道，帮助解开以往由误会、缺乏沟通而产生的心结。

做饭时，来个耳目一新的尝试，为饭菜加上一把纸做的小伞，同时播放患者喜爱的动人乐曲，为生活增添情趣之余更突出心意，暖心的爱会加速患者痊愈，创造奇迹故事。

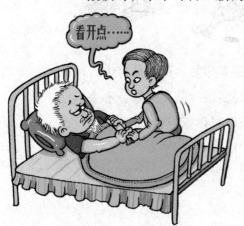

任何饮食方式，没必然的好与坏，基本上属中性。若在进食时能对患者多些体谅，让大家在共膳时有不一样的崭新心情，这肯定能为挚爱的亲人提供最有效的支持。

患上肺癌并不是世界末日，患者、家人及亲友如能守望相助，不但能协助患者战胜病魔，如处理得当，更有助个人成长及令一家人的关系更密切。作为照顾者，只要保持一个乐观的心态，怀着希望的心情，以体谅的态度，用心关怀，不离不弃地与患者同行，相信抗癌的道路便不会那么难行了。

（二）治疗期间家庭护理须知

1. 放疗期间的家庭护理

放疗引起的副反应常与放射剂量高低、搭配化疗与否，以及照射范围是否包含重要器官如食道、肺及心脏有关。常见症状及处理方式有如下几方面。

（1）如何消除放疗期间的疲倦感？患者在接受放疗期间常会变得较疲倦，尤其是在治疗的最后几周，一般在疗程结束后可逐渐恢复。

应对方法 ①可以安排安静、舒适的环境让患者多休息，但并不表示患者需要终日卧床。鼓励患者到客厅聊天、外出散步、加入病友团体、拜访朋友等。运动、均衡营养的饮食、做点有趣的事情也可以改善身体虚弱的状况。②但当虚弱造成忧郁、恼怒等问题或情况持续超过两周，便需要就医处理。

中医认为疲乏是由于气血亏虚引起的，肿瘤被认为是一股热毒，放疗这种方法在中医看来也是大毒大热之法，用这种方法就是以毒攻毒，结果会两败俱伤。肿瘤可以在一定程度上得到遏制，但人体的正气也被损伤，正气虚，血气虚，人就乏力，提不起精神，这是非常典型的表现。

中医药治疗疲乏还是比较有疗效的。《黄帝内经》上说："正气存内，邪不可干。"肿瘤患者本身既有正气亏虚，又有气滞、血瘀、痰凝、热毒，治疗原则为补益气血，通过扶助正气，使机体更快康复，很多中药有补气补血之效，像黄芪、党参、炒白术等可以补气；茯苓可以健脾益气，既可调脾胃，又补正气；当归、大枣、龙眼肉、阿胶可以补血，尤其是当归，既有补血之效，其通便作用也相当好，只是用者甚少。上面说的这些药，可以在患者放化疗之后，少量应用，在医生指导下选用食材，由家属自己煲汤，再放点甘草、蜂蜜等中和一下药味，既方便又有效。

（2）如何应对放疗期间的皮肤过敏？放疗范围的皮肤，依照射所给的剂量，随时间有不同的反应，一般于第3～4周后，开始有红、热和痒的反应，好似在太阳下暴晒的皮肤，肤色可能会变黑，有脱屑情形。治疗结束后皮肤可逐渐恢复原来肤色。

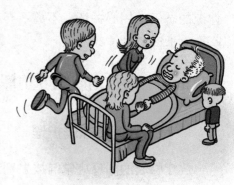

应对方法 ①照射部位所画的线或记号应保持完整，避免用肥皂清洗或按摩照射部位。②不可随意在照射部位涂抹膏药，以免增加皮肤的反应。③轻微的瘙痒感，不可用指甲抓，此时可用冷毛巾轻敷局部或放疗后擦拭少许婴儿油，以减少皮肤干燥的瘙痒感。④避免过度日光照射，治疗后一年内应尽量避免暴晒。⑤避免穿紧身衣裤，穿着以轻松、轻便的棉质衣服为宜，并避免衣物与皮肤摩擦。⑥若有严重湿性脱屑反应，将视情况停止治疗1～2周或给予药物涂抹，涂抹药物不可涂得太厚。如需刮除治疗区域的毛发，尽量使用电动刮须刀，以免产生不必要的受伤感染。

中医外治法

皮肤外洗一方

材料 紫草30克、川芎15克、荆芥穗15克、赤芍15克、生地黄30克、白鲜皮15克、地肤子15克、金银花15克、冰片10克、苦参10克。

功效 活血化瘀，清热解毒。

适应证 适用于肺癌放疗后皮肤红肿热痛，进而脱皮屑、脱皮毛，阵阵发痒者。

皮肤外洗二方

材料 桂枝 15 克、丹参 30 克、赤芍 20 克、川芎 20 克、徐长卿 30 克、冰片 10 克、细辛 10 克。

功效 活血化瘀，温经散寒。

适应证 适用于肺癌放疗后皮肤疼痛、肢体麻痹者。

（3）得了放射性食道炎怎么办？标准的肺癌胸部放疗范围除了原发部位外，可能会涵盖纵隔和锁骨上窝淋巴区的照射，因此位于纵隔腔内的食道也会受到暂时性伤害。患者常在胸部放疗后 2 周左右出现咽干、吞咽疼痛与异物感的症状，被称为放射性食管炎。这种现象于放疗结束 1～2 周后会慢慢消失。

应对方法 ①烹调方法可采用蒸、煮、炖等方式。患者多吃软食物如稀饭、蛋糕、糊泥状的食物等，避免吃煎、烤及油炸和太硬的食物。②多摄取水分，直到症状改善为止。避免太甜、太咸或辣的食物，含酒精的饮料也是要避免的。

中医中药治疗放射性食道炎能明显改善临床症状，缩短病程，能减少放射性食管炎的发生和减轻症状程度，能延迟发病时间，具有预防性治疗作用。中医在治疗放射性食管炎时常使用养阴、清热和活血的药物。下面介绍一个简单易用的小方子：取麦冬 5 克、生甘草 3 克、胖大海 2 枚，泡水代茶饮。

（4）什么是放射性肺纤维化？胸部放疗后，有时可能会导致被照射的肺组织纤维化，被称为放射性肺纤维化。该病通常在治疗结束后的几个月内开始发生，纤维化很像结疤，若影响范围太大会使肺功能受损，若已造成肺纤维化就很难恢复正常。

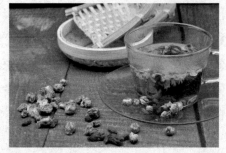

西医治疗放射性肺炎通常是使用糖皮质激素和抗生素，治疗效果不能令人满意且副反应较大，因此中医中药治疗有着独特的优势。中医学认为，放射性肺炎的病机以热毒、阴虚、血瘀为主，治疗时采用清热

解毒、养阴润肺、活血化瘀等法，临床疗效显著，副反应小。

放射性肺炎的患者应注意多休息，饮食上应摄入高蛋白、高维生素、高热量、易消化的食物。同时要多喝水，注意口腔卫生，防止继发感染。

下面介绍一个简单有效的食疗方。

百合杏仁赤豆粥

材料 百合 10 克，杏仁 10 克，赤小豆 60 克，粳米 60 克，鲜芦根 15 克，白糖少许。

做法 将赤小豆洗净，加水适量，与粳米一起放入锅中，先以大火煮沸，然后在半熟的粳米中加入百合、杏仁、芦根、白糖，以文火煮熟即成。

适应证 适用于放疗后肺阴亏虚，虚火旺盛，干咳少痰，口干口苦者。

（5）出现哪些情况不宜继续接受放疗？有下列情况时，请接受医生诊疗后再决定是否停止照射：白细胞、红细胞、血小板等过低；血液检查有严重异常现象；健康情况严度不良、营养失调、发烧等；照射部位皮肤起水泡或湿疹性皮肤炎等；严重吞咽困难、口腔黏膜炎、大小便不正常、腹泻厉害；照射部位局部发炎或化脓；意识不清，照射中会身体动摇或无法固定者。

2. 化疗期间七大不良反应的家庭护理

化疗，因药物的种类、剂量对身体产生不同程度的副反应，但副反应的多少或严重程度与疗效没有直接联系。副反应在化疗结束后会逐渐消失，所以发生这些副反应之后，患者不需要过多惊慌，接下来让我们介绍一些应对方法。

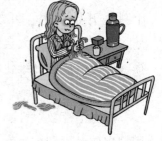

（1）化疗期间如何应对脱发。毛发脱落的程度主要与使用的药物有关，并不是每个人都会发生，通常在治疗后的

2～3个星期才开始，甚至是在第2次治疗之后才发生，可能是逐渐掉落或一次一整撮地掉落，剩余的头发也可能会变得较为干涩。

中医理论认为，肾与头发有密切的关系。肾气盛的人头发茂密有光泽，肾气不足的人头发易脱落、干枯、变白。头发的生长、脱落与枯槁除了与肾中精气的盛衰有关外，还与人体气血的盛衰有着密切的关系。化疗的损伤导致体内气血不足、肾精亏虚，所以会出现脱发症状。

温馨提示

（1）在治疗之前可先向医生确认，若使用的药物会导致毛发脱落可做事前的准备，例如假发、头巾、帽子、丝巾等，可配合季节、场合选择自己喜欢的装扮。

（2）在严重掉头发的时候，建议患者可直接先将头发剔除，以避免散落的头发影响自己的心情。

（3）头发再生期间或没头发时，患者可能感到头皮干痒，可以使用润肤的洗发剂和护发乳；需要时，可以使用乳液或乳霜，即使是轻微的头皮按摩，也可以使得头皮舒服很多。

（4）要使用宽齿、软毛的梳子。

（5）吹干头发的时候，注意温度不要过高。

（6）避免刺激头皮：不使用发胶、定型液等，治疗期间也先不要烫发或染发。

（2）化疗期间得了口腔溃疡吃不下东西怎么办？有的化疗药物会破坏口腔及喉咙黏膜的细胞，引起破皮、溃疡，除了疼痛不适、降低食欲及吞咽困难外，有时也会因为疼痛疏于清洁而造成感染。

口腔的清洁 ①在开始化疗前，可以找牙医将牙齿彻底清洁，并且把蛀牙、牙龈疾病或是没有装好的假牙都先行处理。②治疗期间在每餐饭后，以软毛牙刷轻轻刷牙，或以用力漱口来取代刷牙会更好。③牙齿较敏感，或黏膜已经损破及溃疡的话，可只用湿棉花棒清洁牙齿或以漱口水清洁口腔即可。④每次刷完牙，记得清洁牙刷，并且放在干燥的地方，避免滋生细菌。

疼痛的处理 ①漱口水需选择较温和的 0.9% 生理盐水或不含酒精的漱口水，避免使用含有较多盐分或酒精成分的市售漱口水，以免刺激性太强，造成口腔溃疡的疼痛。②如果口腔已出现溃疡，有时医师会开一些药，如喉风散、西瓜霜、珍珠末等涂抹在溃疡处，以减轻疼痛，涂抹时应在与伤口垂直方向轻轻上药，勿用力水平涂抹，以免伤口二度伤害；若疼痛厉害，可以请医师开止痛药。

饮食的选择 ①多食用清凉食物，避免热食，以免刺激溃疡处。②口腔溃疡期间要特别注重营养，以促进细胞修复，要多选择高热量、高蛋白的食物。③选择柔软好入口的食物，如冰淇淋、奶昔，软性水果如香蕉、木瓜、苹果泥，以及马铃薯泥、煮过的麦片、水煮蛋或炒蛋、布丁等。④利用果汁机把煮过的食物打碎，以方便食用。⑤避免酸性及刺激性的食物，如番茄、某些果汁（如柳橙汁、葡萄汁、柠檬汁）、太酸或太咸的食物，以及粗糙或较干的食物如生菜、土司等，以免刺激溃疡的口腔黏膜。

中医认为化疗药物多为"大热大毒"之品，热毒内侵，伤津耗液，黏膜失养，溃破形成口疮。因此中医治疗口腔溃疡多从热毒论治、养阴生津入手。这一点其实在日常生活中

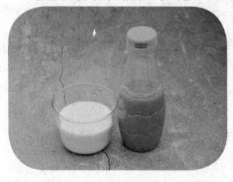

多有体会，我们用的中药牙膏有预防治疗口腔溃疡的作用，就是因为加入了金银花、野菊花、草珊瑚等清热解毒的中药。中药五倍子的现代药理研究表明，其煎剂有广谱抗菌作用，能使皮肤、黏膜溃疡等局部组织凝固，形成保护膜，起收敛保护作用。具体用法是：取五倍子 12 克，加水 200 毫升，煎煮最后取汁 100 毫升，漱口，3 次／日，10～15 分／次，7 天为 1 个疗程，能够有效地治疗口腔溃疡。

外敷法 下面我们介绍两种治疗口腔溃疡更为简单易行的方法。

①蜂蜜。蜂蜜内服具有清热解毒的功效，外敷可以敛疮止痛、促进细胞再生。治疗口腔溃疡，可用 10% 的蜂蜜汁含漱；或者将口腔洗漱

干净后，用消毒棉签蘸蜂蜜涂于溃疡面上，涂擦后暂不要进食。15分钟后，可将蜂蜜连口水一起咽下，再继续涂擦，一天可重复数次。

②西瓜。西瓜是天然的中药"白虎汤"，具有清热解暑的功效，西瓜霜就是从它而来。可取西瓜半个，挖出西瓜瓤，挤取汁液，将瓜汁含于口中，2～3分钟后咽下，重复数次。西瓜中最具清热功效的是翠衣，就是红瓤和绿皮之间的部分，用此疗法时，要多吃一些翠衣。此外，还可以直接用西瓜霜的粉剂喷于溃疡处。

（3）化疗期间恶心、呕吐怎么办？恶心、呕吐是化疗中常见的副反应，这两种副反应的频率和严重性，要看患者用的是什么药物以及它影响患者的程度，但多数的恶心及呕吐是可以预防与控制的，医师通常于治疗开始时就会先给予药物，以减缓症状的发生。

饮食的选择 ①少量进餐，但避免一次吃太多食物。②喝水选在用餐前或用餐后的1小时，不要在用餐时喝水。③进食时要尽量细嚼慢咽，才可以消化得更好。④食物的选择尽可能清淡，避免辛辣、油炸、油腻或产气的食物。⑤如果恶心感发作的时间在早上居多，可在起床前吃一些干粮，如麦片、土司或饼干。⑥如果在化疗过程中感到恶心，那么在接受下次治疗以前的几小时最好保持空腹。⑦注射化疗药时，用听音乐、看书、阅读、睡觉等方法转移注意力。⑧饭后在椅子上坐着休息一会儿，两小时内尽量不要平躺，以帮助消化。

环境的准备 ①避免接触刺激性的味道，像厨房油烟或香烟味，如果可能的话，请亲友协助食物烹调。②穿着较宽松的衣服，感到恶心的时候多做深呼吸，并且放慢呼吸的节奏。③想办法转移注意力，可以和朋友或家人聊聊天、看看电视，或者聆听音乐，以减轻恶心感。

化疗为外来毒邪损伤脾胃，致使胃失和降，脾失健运，胃气上逆则发为恶心、呕吐。因此中医治疗化疗引起的恶心、呕吐强调"健脾理气，和胃降逆"。常用的方剂有参苓白术散、香砂六君子汤、半夏泻心汤等，它们对恶心、呕吐都会有明显的减轻效果，要根据患者的具体情况选择不同的汤药。

中医饮食调理原则为补中健脾、消食开胃。如可予以牛奶蛋清莲子糊、砂仁淮山炖猪肚、人参柿饼粥、生姜乌龙茶、五指毛桃乌鸡汤等，以之食疗。

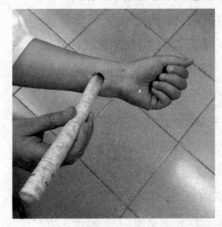

　　此外对固定的穴位进行针灸或按压也是治疗恶心、呕吐的简便和安全的方法，且见效迅速。穴位按压可以由患者自己进行，如按摩内关穴，方法为伸出手心、握拳，可见前臂有两条明显的肌腱，松拳，用另一手拇指按揉腕横纹后两横指两肌腱中，每次按压1～2分钟，然后两手交换按压另一侧。当患者穴位处有酸胀疼痛感觉时，恶心、呕吐的感觉也会随之减轻。其他穴位还有足三里、合谷等，都可以尝试。

　　（4）化疗期间老拉肚子怎么办？如果化学药物影响到胃肠道的黏膜细胞，会造成胃肠道发炎，严重时甚至引起腹泻的情况。腹泻通常会伴随着腹部绞痛，如果腹泻持续24小时就应该马上返诊就医。

　　应对方法　①腹泻会令患者大量失水，所以要多喝水，以保持电解质平衡。②如果腹泻很严重，须改吃清淡流质食品让肠道能够稍微休息，但流质饮食无法提供足够的营养，因此以不超过3～5天为原则。③在腹泻期间避免吃油炸、油腻、辛辣的食物，以免刺激肠胃蠕动，使得腹泻及绞痛情况更严重。④为了避免腹泻更严重，此时不能再摄取高纤饮食。例如全麦面包、麦片、生菜、豆子、坚果、菜籽、爆米花、水果以及干果等，这些都可能会引起腹泻或绞痛。⑤食物的摄取要改成低纤饮食，例如白面包、白米饭或面条、香蕉、乳酪、罐装或煮过的无皮水果、蛋、无皮马铃薯、无皮的鸡肉或鱼类等。⑥腹泻的时候会让体内的钾流失，此时除非有其他疾病（特别是慢性肾衰竭等禁忌）的考虑，要不然可多补充含高钾的食物，如香蕉、橘子、马铃薯等。

　　中医认为肿瘤患者引起腹泻的原因虽然很多，但脾虚湿盛是导致腹泻的关键。外因与湿邪关系最大，内因与脾虚关系最为密切。肿瘤患者脾胃素虚，运化失节则可造成湿盛，而湿盛又可影响脾的运化，故脾虚与湿盛相互影响，互为因果，因此健脾化湿是中医治疗腹泻的主要方法。当然，肾虚等其他原因导致的腹泻也较常见，故应根据具体情况辨证施治。

治疗腹泻的小方子 本方药味不多，"寓医于食"，富有特色。白扁豆 15 克、党参 10 克、粳米 50 克，先煮扁豆至熟，再入党参、粳米共煮成粥，即可服用。这个方子中的三味药便宜、安全、易得，不妨在家中一试。

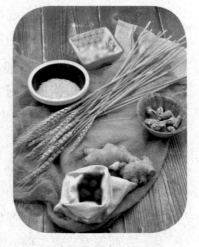

（5）化疗期间如何保持大便通畅？便秘也是接受化疗中会出现的问题，可能的原因包括化疗相关药物的影响（包括止呕药、止痛药的服用）、食量减少、进食形态改变、活动量减少及化疗期间潜在性精神压力的问题等。

应对方法 ①多喝水帮助软化大便。②多吃一点高纤维的食物，如蔬菜、水果、全麦面包、豆类等都有丰富的纤维素。③在体力许可的情况下进行适度的运动，例如每天散步 30 分钟，以增进肠蠕动。④养成固定时间上厕所的习惯。⑤如果没有医生的指示，患者千万不要自行吃泻药、软便剂或是灌肠，尤其是当患者白细胞或血小板数量太少的时候。

中医认为，饮食入胃，经过脾胃运化，吸收其精华之后，所剩糟粕由大肠传送而出，即为大便。若大肠传导功能失常，粪便在肠内停留时间过长，粪质干燥坚硬，即可形成便秘。同时认为，便秘的基本病变虽属于大肠传导失常，但与脾、胃、肝、肾等脏腑的功能失调亦有密切关系。因此，中医治疗便秘的方法也多种多样，因人而异，虽以"通"为关键，但又不拘泥于此。

中药中有很多药物都有治疗便秘的作用，如蜂蜜、当归、何首乌、番泻叶、大黄、桑葚子、制首乌、生地、熟地等；也有很多中成药如麻仁软胶囊等在药店作为非处方药销售。此外，按摩胃肠部位，也可增加胃肠蠕动。早晚揉腹，手放脐周，依次按摩升结肠—横结肠—降结肠。

再配合收腹提肛动作，早晚各做60次，可改善便秘。

（6）化疗期间如何减少骨髓抑制？在化疗中最普遍也是最常发生的就是骨髓的造血功能破坏，当然也会因为药物的不同产生不同程度的伤害。骨髓的造血细胞包括白细胞、红细胞及血小板，它们各具有不同的功能，抗癌药物所引起的骨髓造血功能抑制，并不影响所有的造血细胞，绝大部分都是造成白细胞和血小板功能的破坏与数目的减少。

白细胞过低 白细胞的功能主要是帮助人体抵御外来的细菌以防止感染，所以当白细胞太低时，对感染的抵抗力会变得比较弱，此时细菌与真菌就很可能入侵身体，造成如口腔、皮肤、肺、泌尿道、直肠以及生殖道的感染。当发生以下症状时，须考虑白细胞降低：体温高至38℃；发冷、寒战、冒汗、呼吸急促；严重咳嗽或喉咙痛，等等。在治疗期间要注意白细胞的变化，如果白细胞降得太低，有可能会延缓治疗，或调整治疗药物的剂量，严重时甚至需暂停化疗。如果出现发烧症状，在回医院检查以前，除非有医师特别交代，否则切记不可自行服用退烧药或抗生素，以免延误治疗造成严重感染或患败血症。

应对方法 ①经常洗手并养成良好的卫生习惯。②食用熟食等干净食物。③避免接触患有感冒、麻疹、水痘等的患者，并且尽量不要到公共场所去。④务必在医师约定时间内回医院抽血检查，以随时监测白细胞数量。

中药食疗可以很好地帮助患者改善症状，补益脾肾、益气养血法将有利于促进骨髓造血功能的恢复。一些中药对骨髓抑制有较好的治疗作用，例如提升白细胞的有黄芪、五指毛桃、党参、麦冬、五味子、黄精、女贞子、菟丝子等。

红细胞减少 由于红细胞的功能是负责将氧气携带到身体各处，因此如果红细胞太少，身体的组织就可能处于缺氧的状态，这样的情形就是贫血。严重的贫血会让人感觉极度疲倦、虚弱、头晕、怕冷和呼吸困难等，必要时医师会考虑给患者输血。

应对方法 ①充分休息，以恢复体力，即使是白天也不妨抽空小睡片刻。②限制活动量，减少体力消耗。③要从坐下或躺下的姿态站起来时，动作宜放慢一点，以免感到头晕目眩。④可多摄取含铁质的食物，例如一些深绿色的叶菜类、肉类以及动物肝脏都是很好的铁质来源。

中医养生食疗方面，帮助身体增加红细胞数量的中药有当归、鸡血藤、熟地黄、阿胶、红枣、龙眼肉、桑葚子、枸杞子、人参等。患者可在饮食调养中适当加入以上中药，提高自己对化疗的耐受性，以便更好地完成治疗。推荐食谱如龙眼大枣煲鳝鱼、阿胶红枣泥、枸杞红枣猪肝补血汤等。

血小板过低　血小板主要功能为凝结血液（止血），所以如果身体没有足够的血小板，不小心碰撞或割伤，就会造成出血不止或瘀伤。常见的症状有瘀血、瘀青、牙龈出血、月经出血不止；严重时会使胃肠道出血而出现解黑色大便或血便的情形，或因泌尿道出血而解血尿，必要时先输血小板再进行化学治疗。

应对方法　①不要随意吃药，尤其是千万不可服用阿司匹林类的消炎退热止痛药，因为这类药物会延长止血时间，使出血状况更严重。②刷牙时动作要轻柔或使用软毛牙刷，以避免弄伤牙龈而出血。③擤鼻涕时动作要轻柔，避免用指头挖鼻孔，以免弄伤鼻黏膜而

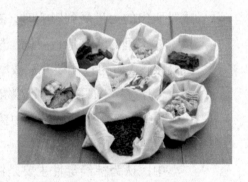

出血不止。④要小心避免外伤，以防出血不止。⑤不要用刮胡刀片，要用电剃须刀，以免伤到皮肤。⑥避免高压力性行为，例如因便秘而用力解大便，咳嗽或打喷嚏，以免造成血管破裂而出血不止。⑦有任何不正常出血时，应立即就医。

化疗引起的骨髓抑制在中医看来属于"虚损"范畴。骨髓功能的强健与人体五脏六腑的功能有着密切的关系，特别是与脾和肾的关系最为密切。化疗药物属"外来毒邪"，进入人体易伤脾肾。脾肾损伤是化疗后骨髓抑制的内在之本，气血亏虚是其外在的表象，患者就会表现出神疲乏力、食欲不振、腰膝酸软、毛发枯脱、头晕、畏寒肢冷、舌淡、脉细弱无力等一系列脾肾不足、气血亏虚的证候。

某些中药对造血系统抑制有较好的治疗作用，提升血小板的有花生衣、女贞子、山萸肉、大枣、龟板、黑豆等，皆可在食物调养中适当选入。

（7）化疗期间手脚麻木怎么办？化疗药物对神经系统的影响，大部分是引起周围神经的伤害，出现手或脚的刺痛感、灼热感、无力感或麻木。有些药物还会造成其他神经系统的病变，引起平衡失调、感觉迟钝、行动迟缓、听力丧失，或者肠蠕动变慢导致便秘等症状。此外，有些药物还会影响肌肉，使得肌肉变得无力、酸痛或容易疲倦。神经毒性通常恢复较慢，建议患者尝试着接受目前的症状，以克服其对生活的影响。

应对方法 ①出现感觉迟钝时，注意不要拿尖锐的、太烫的、太重的或是其他有危险性的东西，如果抱小孩要特别小心。②当平衡感或是肌肉的力量受到影响时，在上下楼梯或走路时，最好请家人协助扶持。③家里的浴室地板要铺上防滑垫，以防滑倒。④避免穿易滑的鞋子或高跟鞋。⑤可以用婴儿油按摩手脚，并经常伸展手脚。

治疗过程中，使用化疗药物出现神经毒性，属于中医"药毒"范畴，中医常根据辨证施治原则选取中药来外洗治疗这些副反应，而不降低化疗药物控制肿瘤的疗效。

中医认为神经毒性主要是由气虚、寒凝、血瘀导致脉络不通。由于神经毒性主要表现为手足麻木，病在手足皮肤表面，用中药外洗治疗是最直接的办法。

常用外洗方推荐 ①手足麻木者：海风藤 15 克、赤芍 15 克、路路通 30 克、山慈姑 15 克、三棱 15 克、莪术 15 克、肿节风 15 克。②四末不温者：桂枝 10 克、熟附子 15 克、路路通 15 克、川芎 10 克、元胡 10 克、红花 10 克、蒲公英 15 克、肿节风 15 克。③疼痛明显者：生地黄 15 克、丹皮 15 克、赤芍 15 克、马齿苋 30 克、土茯苓 15 克、路路通 15 克。

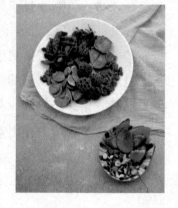

（8）化疗出院后，有以下情况需立即就医。①发热、发冷或颤抖（体温高于 38 ℃）。②严重腹泻或便秘。③呕吐厉害无法进食。④呼吸急促。⑤血尿或血便（黑便）。⑥流血不止或大面积瘀青。⑦眩晕、脸色苍白或烦躁不安。⑧任何其他不寻常的疼痛。

3. 分子靶向药物治疗期间如何做家庭护理

自从 1998 年首个分子靶向药物上市以来，已经有多种分子靶向药物应用于临床，为广大肺癌患者带来福音。但分子靶向药物并不是百利而无一害，常见的不良反应主要有腹泻、皮疹、乏力、厌食等，其中皮疹为最常见的副反应，主要表现为皮肤色素沉着、肿胀或红斑、脱屑、皲裂、硬结样水泡或严重的疼痛等，有时伴皮肤干燥发痒或化脓，皮疹主要发生在脸面或腰背部，部分患者甚至蔓延至全身，严重影响了生活质量。但这些并不是不可以解决的，中医药就是一个很好的武器。

分子靶向药物的皮肤毒性属于"肺热血瘀"，病在皮肤表面，中医根据辨证施治原则选取中药内服、外洗来减轻这些副反应，但不减少分子靶向药物控制肿瘤的效果。

为此，推荐一个常用的皮肤外洗方供大家选择参考，该方可有效减轻分子靶向药导致的皮肤不良反应：地肤子 15 克、金银花 30 克、徐长卿 30 克、威灵仙 30 克、丹皮 15 克、生地 20 克、桑叶 15 克、冰片 10 克（煎汤约 1 000 毫升，外洗患处），根据患者的具体情况再加减用药。

中药外洗后，患者也可以外搽一些尿素软膏、皮炎平等来加强治疗作用，日常生活中患者也可以多吃富含纤维素、维生素的食品来促进皮肤修复。如果是皮疹很明显的患者，则应尽快就医。

五、肺癌的中医外治法

（一）小小艾灸祛病痛，肺癌患者一身轻

1. 艾灸养生：温阳补虚，鼓舞正气

艾灸是一种使用燃烧后的艾条悬灸人体穴位的中医疗法，能健身、防病、治病，在我国已有数千年的历史。早在春秋战国时期，人们已经开始广泛使用艾灸法，如《庄子》中有"越人熏之以艾"，《孟子》中也有"七年之病求三年之艾"的记载。历代医学著作中的相关记录更是比比皆是。艾灸能激发、提高机体的免疫功能，增强机体的抗病能力。传统中医认为，灸疗养生是通过以中药艾叶为主要原料的灸治方法，起到补虚养气血、调和脏腑的作用，进而达到怡养生命、强身健体、延年益寿的目的。

2. 丰富多彩的脐疗艾灸

我国自古就有利用间接灸神阙穴（肚脐）治病疗疾的记载。间接灸又称间隔灸或隔物灸，艾柱不直接放在皮肤上，而是在艾柱与皮肤之间用其他物品隔开施灸。其名称因间隔物的不同而异，如以生姜片间隔者称隔姜灸，以食盐间隔者称隔盐灸。肿瘤患者保健多用隔姜灸。这里，摘录部分容易实施的脐疗方法，供读者临症选用。

（1）隔姜灸法。把生姜切成 0.6～1 厘米的薄片，用针穿刺数个小孔，盖在肚脐上，将花生米大小的艾绒放在姜片上，点燃施灸 3～5 壮（个）。此法有温中散寒、止泻止吐作用，主治化疗期间寒性腹痛、呕吐、泄泻。

（2）隔葱灸法。葱白 30 克捣烂，敷在脐部，上置花生米大小的艾绒，点燃施灸 3～5 壮（个）。此法有温通经络、散寒止痛的作用，可治疗风寒感冒、寒性腹痛、泄泻、小便不通等症。

（3）蒜泥敷脐法。大蒜瓣 3～5 个，捣烂成糊状，敷在脐部 2 小时左右，外用纱布、胶布固定 3～5 小时，可止湿热腹痛、腹泻。

（4）盐熨法。将食盐炒热后铺满脐部，上置热水袋热敷。有温中散寒、止吐止泻、回阳固脱作用。主治寒性腹痛、呕吐、腹泻、大出血等症。

（5）隔盐灸。隔盐灸有温中散寒、扶阳固脱作用。多用于治疗虚寒性腹痛、呕吐、腹泻、虚脱及贫血眩晕等症。

（6）五倍子或首乌敷脐法。白天爱出汗称为"自汗"，夜晚睡觉中出汗称为"盗汗"。用五倍子粉 30 克，加水调成糊状，敷于脐部。每日 1 次。用于自汗、盗汗。

（7）胡椒粉敷脐法。胡椒粉 30 克，用水调成糊状，腹部疼痛时敷之。用于寒性腹痛（喜暖、喜按者）。

（8）丁香、肉桂敷脐法。丁香粉、肉桂粉各 15 克，混合后加温水调成糊状敷脐，成人腹泻者药量加倍。

（二）肺癌患者足浴养生，治病又纠偏

足浴起源于远古时代，是药浴的组成部分，它的运用与中国传统医学的发展一样，源远流长。足浴又称为泡脚，是将单味中药或复方中药水煮，滤渣取液，调至适当温度，浸泡双脚或患部的一种治疗方法，属于中医内病外治的范畴。根据史料记载，我国长沙马王堆汉墓出土的医学文献《五十二病方》中就有"温熨""药摩""外洗"等内病外治的记载。

中医学认为，人体是一个统一的整体，人体的脏腑、器官、四肢、百骸相互依存、相互制约、相互关联，人体某一个组织发生病变，有可能影响到其他部位。而脚是人体的一个组成部分，所以全身的疾病可以影响到脚。同样，脚的病变也会影响到全身，并引发相应的疾病。

1. 咳嗽的辨证足疗

咳嗽是肺癌常见的主要症状之一，为肺系受病，肺气上逆所致。在症状方面，有的肺癌患者会咯出脓痰，有的则没有。轻度的咳嗽令人烦恼；严重的咳嗽，有时会令人喘不过气来，有时会震动脑袋，引起剧烈的头痛和头晕。现在我们就按辨证分型不同，将一些民间足浴疗法介绍如下。

（1）痰湿蕴肺型。

适应证 咳嗽痰多，咳声重浊，痰白黏腻或稠厚或稀薄，可伴有胸闷、腹胀、胃口差、大便烂等症状。

足疗方 陈皮7克、干姜3克、半夏10克、细辛2克，加适量水煎成1 000毫升后泡脚。

（2）痰热郁肺型。

适应证 咳嗽气息粗促，或喉中有痰声，痰多、质黏厚或稠黄，咯吐不爽，或有热腥味，或吐血痰。

足疗方 桑白皮50克、山栀子50克、银花藤50克，加适量水煎取汁约1 000毫升，候温泡脚。每日2～3次。

（3）肝火犯肺型。

适应证 气逆作咳阵作，咳时面红目赤，咳引胸痛；可伴有烦热咽干，常感痰滞咽喉，咯之难出，量少质黏，口苦咽干，胸胁胀痛。

足疗方 当归30克、黄芩30克、黑地榆30克、黑黄柏30克、黑栀子30克，加适量水煎取汁约1 000毫升，浸泡双脚。

（4）肾气亏虚型。

适应证 咳嗽引起气喘不止，气息短促，动则尤甚，气不得续；可伴有手足冰冷，小便因咳而失禁，汗出如油等症。

足疗方 丁香10克、细辛5克、制附子10克、茯苓皮25克，加适量的水煎煮成1 000毫升后取汁泡脚。

2. 化疗时消化道反应恶心、呕吐的足疗

呕吐是化疗常见的消化道反应，是由于胃失和降、气逆于上等多方面原因引发。古人谓有物有声为呕，有物无声为吐，有声无物为干呕。呕吐的病理反应是因受外部刺激，中枢神经反应到胃部，使食物从食道溢出，又称反胃。

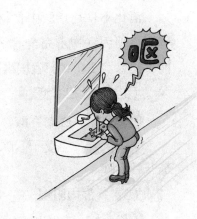

其实呕吐也是人体的一种生理性的保护反应，呕吐包括恶心、干呕、呕吐三个阶段，肺癌患者化疗的副反应以消化道反应最为常见。现在我们就按辨证分型不同，将一些民间足浴疗法介绍如下。

（1）饮食积滞型。

适应证 呕吐酸腐，脘腹胀满，嗳气厌食，得食愈甚，吐后反快；并伴有大便或溏或结，气味臭秽。

足疗方 大黄 10 克、神曲 5 克、五灵脂 5 克，加适量的水煎成 1 000 毫升取汁，候温泡脚。

（2）痰湿内停型。

适应证 呕吐多为清水痰涎，头眩心悸；伴有胸脘痞闷，不思饮食，或呕而肠鸣有声。

足疗方 法半夏 10 克、生姜 10 克、陈皮 10 克，加清水 2 000 毫升煮 15～20 分钟取汁 1 000 毫升后泡脚。

（3）脾胃虚寒型。

适应证 饮食稍有不慎，即易呕吐，大便溏薄，时作时止；伴有食欲不佳，食入难化，脘腹痞闷，口淡不渴，面色少华，倦怠乏力等症。

足疗方 附子 30 克，干姜、川黄连、胡椒、生姜、吴茱萸各 20 克，水煎取汁，候温泡脚。

（4）胃阴不足型。

适应证 呕吐反复发作，时作干呕；伴有呕量不多，口燥咽干，

胃中嘈杂，似饥而不欲食。

足疗方　葛根 100 克，加适量水煎取汁 1 000 毫升，候温泡脚。

3. 化疗期间消化不良的足疗

消化不良是指腹中食物多而未消化，它不像一般的腹胀一样感到不舒服，但因食物未完全消化，而无法吸收，导致身体日渐消瘦，所以不能不注意。现在我们就按辨证分型不同，将一些民间足浴疗法介绍如下。

（1）饮食积滞型。

适应证　嗳腐吞酸，脘腹满闷，痞满不舒，按之更甚。

足疗方　芜荑子、陈皮各 10 克，苍术 15 克，加水适量煮成 1 000 毫升后泡脚。

（2）痰湿内阻型。

适应证　胸脘痞闷，恶心欲吐；伴有头晕目眩，头重如裹，身重肢倦，或咳嗽痰多，口淡不渴。

足疗方　陈皮 10 克、佛手 30 克、草果 40 克，加水 3 000 毫升煮好后泡脚。

（3）肝郁气滞型。

适应证　脘腹不舒，痞塞满闷，胸胁胀满，嗳气则舒；伴有心烦易怒，时作太息，常因情志因素而加重。

足疗方　五灵脂 30 克，香附、川芎各 50 克，黑丑 60 克，白丑 30 克，加水 3 000 毫升煮至剩一半即可泡脚。

4. 化疗期间腹泻的足疗

小细胞肺癌予以伊立替康方案二线化疗时，常常出现延迟性腹泻。伊立替康为半合成喜树碱衍生物，为拓扑异构酶抑制剂，延迟性腹泻发生率为 80% ～ 90%，III ～ IV 级者占 39%。腹泻多在 24 小时后出现，中位时间为用药后第 5 天，平均持续 4 天。民间足浴的辨证分型如下。

（1）湿热泄泻型。

适应证 腹痛即泻，泻下急迫，势如水注，或泻而不爽，粪色黄褐而臭；伴烦热口渴，小便短赤，肛门灼热。

足疗方 车前草 150 克、马齿苋 30 克、苦参 30 克，上药用 3 000 毫升水煎 20～30 分钟，去渣取汁，兑入温开水适量，使水温保持在 30 ℃左右，浸泡双脚。

（2）食滞肠胃型。

适应证 腹痛肠鸣，泻后痛减，泻下粪便臭如败卵，夹有不消化之物。伴脘腹痞满，嗳腐酸臭，不思饮食。

足疗方 莱菔子 100 克，神曲 50 克，木香、陈皮各 20 克，加 3 000 毫升水煎后取汁，候温泡脚。

（3）脾胃虚弱型。

适应证 大便时溏时泻，反复发作。稍有饮食不慎，大便次数即增多，夹有水谷不化；伴有饮食减少，脘腹胀闷不舒，面色少华，肢倦乏力。

足疗方 艾叶 250～300 克、苍术 50 克、羌活 50 克，上药洗净后加水 1 500～2 000 毫升，煎后取汁，候温泡脚。

（4）肾阳虚衰型。

适应证 每于黎明之前，脐腹作痛，继而肠鸣而泻，完谷不化，泻后则安；伴有形寒肢冷，腰膝酸软。

足疗方 吴茱萸 30 克，肉蔻、陈皮各 20 克，加 3 000 毫升水煎后取汁，候温泡脚。本方适用于各种腹泻。

5. 便秘的足疗

引起肺癌患者便秘的原因很多，大致可分为一时性便秘与慢性便秘两种。一时性便秘大都因患者到医院住院，环境改变、情绪紧张、睡眠不足、久病卧床、缺少运动、饮食量过少等原因所致。慢性便秘表现为习惯性便秘，当我们吃的食物太容易消化或纤维较少时就会发生，因为食物中的纤维会刺激肠壁发生蠕动。民间足浴的辨证分型如下。

（1）肠胃积热型。

适应证 大便干结，腹中胀满，口干口臭，伴面红身热，心烦不安，多汗，时欲饮冷，小便短赤。

足疗方 大黄 15 克、芒硝 10 克、枳实 10 克、厚朴 10 克，生姜、大枣各适量，再加水 3 000 毫升煮好后泡脚。

（2）气机郁滞型。

适应证 大便干结，欲便不出，腹中胀满，伴胸胁满闷，嗳气呃逆，食欲不振，肠鸣矢气，便后不畅。

足疗方 莱菔子 100 克、槟榔 50 克、乌药 30 克、生姜 10 克，再加水 3 000 毫升煮好后泡脚。

（3）血虚便秘型。

适应证 大便干结，努挣难下，面色苍白，伴头晕目眩，心悸气短，失眠健忘；或口干心烦，潮热盗汗，耳鸣，腰膝酸软。

足疗方 郁李仁、乌药各 20 克，桑寄生 30 克，再加水 3 000 毫升煮好后泡脚。

6. 失眠的足疗

失眠是指经常不能获得正常睡眠为特征的一种疾病。轻者入睡困难、多梦、易醒，醒后不解乏，重者可整夜不眠，导致精神疲倦、注意力难以集中、记忆力下降、易烦恼伤感。

引起失眠的原因很多，如焦虑、忧郁、精神分裂，或一些内、外科疾病引起的疼痛，或因其他疾病而服用兴奋剂、安眠药一段时间后停服等。如果是治疗法所引起，则针对此法可消除失眠障碍，这里所提到的治疗法，主要是针对神经官能发生障碍引起的失眠症。民间足浴疗法的辨证分型如下。

（1）阴虚火旺型。

适应证 心烦不寐，心悸不安，伴头晕耳鸣，健忘，腰酸梦遗，五心烦热，口干津少。

足疗方 黄连 5 克、磁石 30 克、夜交藤 30 克，取 3 000 毫升水煎后泡脚。

（2）心胆气虚型。

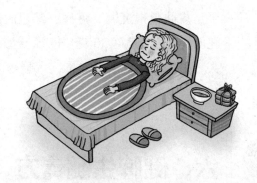

适应证 不寐多梦，易惊醒，胆怯恐惧，遇事易惊，倦怠，心悸气短，小便清长，或虚烦不寐，形体消瘦，面色㿠白，易疲劳，或不寐心悸，虚烦不安，头目眩晕，口干咽燥。

足疗方 合欢皮5克、酸枣仁15克、柏子仁10克、生龙骨30克、龙齿30克，取3 000毫升水煎后即可泡脚。

（3）痰热内扰型。

适应证 不寐头重，痰多胸闷，心烦；伴呕恶嗳气，口苦，目眩，或大便秘结，彻夜不寐。

足疗方 半夏50克、竹茹30克、枳实30克、橘皮30克、瓜蒌皮50克，取3 000毫升水煎后泡脚。

7. 化疗后神经毒性，中药足疗显神通

患者在使用铂类、紫杉醇类等化疗药物抗肿瘤时，可出现"手足综合征"。这是化疗药物侵犯皮肤、神经毒性反应之一，并且发生率较高，甚至有报道称高达50%～60%。中医认为，这些症状主要是热毒蕴结、脉络不通所致。可以根据症状，用不同的中药配方煎水足疗，可以达到皮肤修复的目的。很多患者经过中药外洗后，症状好了很多，睡眠质量也有所提高。现在我们就按辨证分型不同，将自拟经验足疗方介绍如下。

和血通痹方 川芎30克、桂枝30克、赤芍20克、红花20克、威灵仙20克，清水3 000毫升，煮取1 000毫升，外洗，沐足，每次30分钟，每日1次。在此基础上辨证加药外用。①气虚型：四肢末梢感觉减退、麻痹，手足无力，舌淡苔薄白，脉虚，加用黄芪30克、五指毛桃30克。②血虚型：四肢末梢感觉减退，麻木尤甚，舌淡苔薄白，脉细，加用当归30克、川芎30克。③血热型：四肢末梢感觉减退、麻痹，伴

手足皮肤色素沉着、疼痛，甚至脱屑、瘙痒，舌红少苔，脉数，加用银花藤 30 克、紫草 30 克。④寒凝型：四肢末梢感觉减退、麻痹，疼痛尤甚，手足冰冷，遇寒加重，舌暗苔薄白，脉紧，加用制川乌 20 克、细辛 10 克。

六、健脾生髓膏方，冬令进补正相宜

　　中医膏方历史悠久，是中医药文化的精髓，是祖国医学的宝贵遗产之一。膏方是在中医辨证论治原则指导下，经过特殊加工制成的半固体内服制剂，具有滋补强身、抗衰延年、治病纠偏等多种功效。与传统中药相比，有浓度高、用量少、毒性小、简便易服、补治结合等特点，适用于慢性消耗性疾病。

　　恶性肿瘤是一种特殊的慢性消耗性疾病，容易复发和转移，即使在手术、放疗、化疗后仍需要长期调理。岭南膏方遵循"阴阳贵乎平，治病必求本"的理论，从整体观念出发，辨证论治，通过扶正和祛邪两方面治疗肿瘤，以提高患者生存质量。膏方在对早期肿瘤患者的治疗应用主要是防止复发，宜用健脾益气、祛瘀解毒法；中晚期患者根据正邪消长情况，采用不同的治疗原则，或健脾补肾，或清热解毒，或祛瘀软坚；放化疗出现毒副反应者，随证拟益气养阴、健脾和胃、补益肝肾等法。

　　人生于天地之间，受自然规律的支配和制约，即"人法地，地法天，天法道，道法自然"，岭南膏方亦遵循四时养生理论，冬季万物生长缓慢，人体腠理固密，阳气内敛，此时肿瘤患者辨证得当，膏方补益正当时。

厨师篇

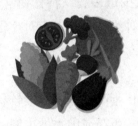

荤素搭配，饮食有味
营养均衡，合理忌口
抗癌食物，恰当选用

肺癌患者应该适当忌口，但并不是什么都不能吃，过分燥热或者寒凉的食物不吃，鸡、鸡蛋等普通的食物都可以吃，而且要搭配着吃，加强营养。营养支持对患者来说很重要，要根据患者的疾病与体质，辨证用膳，增强患者的营养状况，提高抗病能力。

一、如何做到均衡饮食

均衡饮食是身体健康的基础，每天应进食五谷类、蔬果类、畜肉、家禽、鱼、蛋、豆类、奶及奶制品。如果在治疗期间未能进食各类食物的每天需要量，可以尝试少量多餐，将食物营养浓缩，以便身体能摄取足够的热量、蛋白质及各种维生素，以应对疗程需要和促进康复。

（一）热量

第一，粉、面的热量比粥高，肉碎泡饭较易入口。

第二，麦片可加牛奶、蛋花或肉类做主餐。

第三，甜品如核桃糊、杏仁糊、奶糊做小食，可增加热量摄取。

第四，肉粥浇上熟油，令热量增加。

第五，冷面或肠粉可拌芝麻酱、花生酱，撒上芝麻。

第六，面包可涂上植物牛油、花生酱、果酱或夹上鸡蛋、芝士等。

第七，清汤的营养及热量不高，最好连渣（如肉类）一起进食，可于汤中加肉碎、肉茸、蛋花来增加营养。

第八，果汁、牛奶和甜饮品比开水、清茶热量更高。

第九，葡萄糖聚合物（俗称"糖分"）的甜度低，可放入汤、水、果汁、粥中增加热量。

（二）蛋白质

第一，将肉切丝或搅碎制成肉饼热量更高。

第二，可加鸡蛋、豆腐、腐竹、豆类于汤及粥内，增加蛋白质。

第三，鱼肉、豆腐、蒸水蛋等软滑食物适合口腔溃疡患者。

第四，加蛋花、三花奶、营养奶粉于麦片、豆腐花或豆浆内。

第五，加芝士于酱汁、通心粉或焗饭中。

第六，如有吞咽困难，可将肉搅磨成茸状，加进汤或粥中。

第七，如肉类进食不足，可添加蛋白粉于食物中，可咨询营养师。

第八，营养匀浆（俗称"营养奶"）能为身体提供全面营养素，为进食欠佳者补充营养。

（三）膳食纤维及维生素

第一，将蔬菜或瓜果切粒或搅磨成茸状，方便吞咽困难患者进食。

第二，可将麦片、燕麦糠、眉豆、蘑菇等加进粥或汤内，增加膳食纤维。

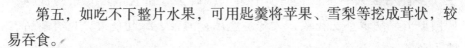

第三，熟的香蕉、木瓜、西瓜、哈密瓜等鲜甜而富含营养，适合牙齿不好或咀嚼困难的患者食用。

第四，可吃罐头水果或将水果（如苹果、木瓜）煮熟和煲汤，虽然维生素 C 会受到破坏而减少，但仍是膳食纤维及其植物性化合物的良好来源。

第五，如吃不下整片水果，可用匙羹将苹果、雪梨等挖成茸状，较易吞食。

第六，番薯、红豆沙、麦米粥、芝麻糊也是膳食纤维来源。

第七，用魔芋做的果冻及甜品、西梅干及杏脯干（可用水煮软）均含有膳食纤维。

第八，每天可饮用鲜果汁或加维生素 C 的果汁，以摄取维生素 C。

第九，市面上有瓶装膳食纤维饮品，即溶纤维粉及加上纤维素的营养奶，也能提供膳食纤维，可咨询专业人士意见。

（四）超级食物

世界癌症研究基金会（英国）的专家在 2004 年综合多国研究，推荐了一些"超级食物"以增强身体的免疫力，有助预防癌症及心脏病。这些食物大都含有丰富的维生素、抗氧化剂、植物性化合物及膳食纤维，我们在均衡饮食中可选用。这些食物包括全麦面包、猕猴桃、草莓、芒果、橙子、番茄、甜椒、洋葱、蒜头、菠菜、芸苔类植物（如椰菜、西兰花）、胡萝卜、番薯、三文鱼、葵花籽、初榨橄榄油等。

二、肺癌的中医食疗食谱

肺癌患者在治疗期间，因治疗引起的副反应和不适，如手术伤口疼痛、疲惫，以及放化疗引起的恶心、呕吐、食欲减退等，可能逐渐浮现。接受化疗期间，身体的造血功能及免疫能力很可能下降，应减少外出，尤其不要到人群密集的地方，以避免受伤或被感染。

合理的饮食对保证肺癌患者坚持各种治疗和身体正常功能的恢复至关重要。肺癌患者应饮食有节，不宜暴饮暴食，少食肥甘厚味、辛辣霉腐、腌制或熏制的食品。平时的饮食以清淡而富含营养的食物为主，多食用含有维生素、胡萝卜素、纤维素或富含微量元素的食物，如白萝卜、胡萝卜、花菜、大蒜、丝瓜、海带、绿叶蔬菜、豆类制品、淡水鱼等。

（一）辨病施膳良方

本通治良方适用于已确诊的各类肺癌患者，对于一些不会辨证的肺癌患者，亦可选用。

蜂蜜润肺茶

材料 蜂蜜 10 克，绿茶 10 克。

做法 蜂蜜、绿茶以温开水冲泡后饮用。

功效 润肺止咳，润肠通便。蜂蜜具有润肺止咳、润肠通便的功效，绿茶具有上清头目、中消食滞、下利二便的功效。

适应证 适用于肺阴虚的肺癌患者，症见口燥咽干、燥咳、干咳、便秘等。

雪梨双杏汤

材料 雪梨 2～3 个，南杏 15 克，北杏 10 克，蜜枣 3 枚，猪肺 250 克。

做法 雪梨去芯切块，南杏、北杏去皮尖。猪肺冲洗干净切块，在铁锅中炒透，再漂洗滤干。上述材料一起放入锅中，加适量清水，大火煮沸，转小火煲 1 小时，以盐调味，即可食用。

功效 润肺清热，止咳化痰。雪梨具有养阴生津的功效，南北杏仁具有生津止渴、止泻的功效，猪肺具有止咳补肺的功效。

适应证 适用于肺阴亏虚型的肺癌患者，症见干咳、咳声短促、痰少白黏，或痰中夹血，或声音嘶哑。

银杏水鸭汤

材料 银杏 100 克，水鸭 1 000 克。

做法 将银杏用开水焯后放入去骨的鸭肉中，加清汤，上蒸笼蒸 2 小时至鸭肉熟烂后食用。

功效 补虚平喘，利水消肿。银杏具有敛肺定喘的功效，水鸭具有滋阴补血的功效，而以老鸭滋阴功胜。

适应证 适用于晚期肺癌患者，症见喘息无力、痰多、全身虚弱。

枇杷叶粥

材料 干枇杷叶 30 克（鲜品 30～60 克），粳米 50～100 克，冰糖少许。

做法 将枇杷叶布包入煎，取汁去渣，加入粳米煮粥，粥成后放入冰糖食用。

功效 润肺止咳。枇杷叶具有清肺化痰止咳的功效，粳米具有补脾胃、养五脏、壮气力的功效。

适应证 适用于肺癌出现肺热咳嗽者，症见咳嗽频繁、气粗或咳声音哑、喉燥咽痛、咳痰不爽、痰黏稠或稠黄。

荸荠无花果汁

材料 鲜荸荠 500 克，无花果 150 克。

做法 先将新鲜荸荠放入清水中浸泡片刻，洗净，切去头尾，放入开水中煮 1 分钟，连皮切成片或切碎。再将无花果洗净，切成片或切碎，与荸荠片一起放入搅拌机中，视需要可酌加冷开水适量，搅打成浆汁，用洁净纱布过滤（滤渣勿弃），收取滤汁即成。

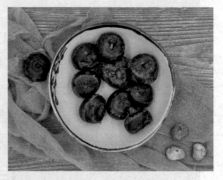

功效 清热养阴，化痰抗癌。荸荠具有破积攻坚、止血、止痢、解毒的功效，无花果具有健胃清肠、消肿解毒的功效。

适应证 适用于各型肺癌，对咳痰困难者尤为适宜。

薏米杏仁炖猪肺

材料 薏米 60 克，杏仁 20 克，猪肺 250 克。

做法 先将猪肺的气管套在自来水水龙头上，用小水流冲尽肺内的血液，使其全成白色后控去水，入沸水锅中焯烫，放入葱结、生姜块，撇去浮沫，加黄酒，将肺炖煮至烂，捞出，切成厚片。再将薏米、杏仁洗净，一起放入砂锅，加足量水，浸泡片刻后，大火煮肺片，并加料酒及鲜汤，继续用小火煨煮至猪肺酥烂，加精盐、味精、五香粉，搅拌均匀，再煨煮至沸，即成。

功效　补虚健脾，止咳抗癌。薏米具有利水渗湿、健脾止泻的功效；杏仁具有生津止渴的功效，杏仁直接内服过量容易引起中毒，一定要浸泡、煎熬去毒后方可食用；猪肺具有止咳、补肺的功效。

适应证　适用于各型肺癌，症见咳吐脓痰，或咳嗽痰多、咳声重浊、痰白黏稠、胸痛、发热。

天冬杏仁猪肺汤

材料　天冬 15 克，苦杏仁 20 克，猪肺 250 克。

做法　将天冬、苦杏仁洗净，天冬晾干后切成饮片，苦杏仁泡胀，去皮尖。再将猪肺放入清水中漂洗 1 小时，除杂后切成块状，与天冬、苦杏仁一起放入砂锅，加水足量（以浸没猪肺为度），大火煮沸，加入料酒，改用小火煨炖 1.5 小时，待猪肺熟烂时，加葱花、姜末、精盐、味精、五香粉拌匀，再煮至沸，淋入麻油即可。

功效　养阴清火，止咳抗癌。天冬具有养阴润燥、清火生津的功效，苦杏仁具有止咳平喘的功效，猪肺具有止咳补肺的功效。

适应证　适用于各型肺癌，对肺癌患者咳嗽气喘、痰液难以咳出尤为适宜。

（二）手术期间饮食疗法

肺癌患者手术后，体质虚弱，免疫功能下降，肺气大伤，出现食欲不振、消化功能不佳、口干咽燥、易于感冒、咳嗽痰少等症状，可酌情多吃一些补益气血的食物，如山药、大枣、桂圆、核桃、莲子、瘦肉、河鱼、鸡蛋及奶制品。

归芪瘦肉汤

材料　当归 10 克，黄芪 30 克，瘦猪肉 200 克。

做法 当归、黄芪水煎取汁，将猪肉切片，加入汤汁中煮至肉烂，食肉饮汤。

功效 补气养血。当归具有补血、活血的功效，黄芪具有补气升阳、益胃固表的功效，猪肉具有补虚强身、滋阴润燥的功效。

适应证 适用于肺癌患者手术后神疲乏力、面色苍白、指甲不荣等症。

当归粳米粥

材料 当归 15 克，粳米 100 克，大枣 5 枚，砂糖适量。

做法 当归温水浸泡片刻，加水煎取浓汁 100 毫升，去渣取汁，加入粳米、大枣，再加水 300 毫升，煮至米开汤稠。每日早晚空腹，温热顿服，10 天为 1 个疗程。

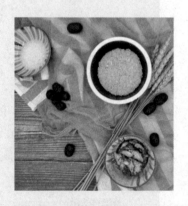

功效 补益气血。当归具有补血、活血的功效，粳米具有补脾胃、养五脏、壮气力的功效。

适应证 适用于肺癌患者手术后头晕、乏力、手足冰凉等症。

栗子白果甜羹

材料 栗子 100 克，白果 50 克，砂糖适量。

做法 将栗子、白果煮熟，去壳，与砂糖一同入锅，加水适量，炖煮 10 分钟即可。

功效 敛肺定喘，健脾益胃。栗子具有健脾养胃、补肺缩尿的功效，白果具有敛肺定喘、抗肿瘤的功效。

适应证 适用于肺癌患者手术后肺气虚弱、脾胃虚弱，症见气喘气短、乏力、大便稀溏、小便频繁。

太子参鸡汤

材料 太子参 15 克，鸡肉适量。

做法 将太子参洗净，与洗净的鸡肉一起加入锅中，用小火炖煮至鸡肉熟烂，加入调料再煮至沸即可。

功效 益气健脾，补精添髓。太子参具有补气生津的功效，是补气药中一味清补之品；鸡肉具有补益气血的功效。

适应证 适用于肺癌患者手术后身体虚弱、气血不足等症。

西洋参炖乌鸡

材料 西洋参 10 克，乌鸡 1 000 克，冬笋 150 克。

做法 将乌鸡洗净剁块，下黄酒腌 15 分钟，用开水烫去血沫。西洋参用温水泡软，切片，葱、生姜洗净拍松，冬笋切花叶形。取压力锅，下入乌鸡块、黄酒、精盐、葱、生姜、西洋参、鲜汤，加盖，烧开后 10 分钟取出。另取锅 1 只，装入鸡块，倒入原汤，摆上冬笋，加味精，上笼蒸 10 分钟，取出即可。

功效 滋阴益气，补血强身。西洋参具有补养肺阴、养胃生津的功效，乌鸡具有补血养血的功效。

适应证 适用于肺癌等多种癌症患者手术后气阴两虚、体质虚弱、阴血不足等症。

人参百合瘦肉汤

材料 人参 5 克，百合 30 克，猪瘦肉 90 克。

做法 将人参切片，与百合瓣一同洗净备用。猪瘦肉洗净，切成小块，与人参片、百合瓣一起加入锅中，加水适量，大火煮沸后改用小火煨炖 40 分钟，待猪肉熟烂后即可。

功效 益气养胃。人参具有大补元气、补脾益肺的功效，百合具有养阴润肺、止咳安神的功效，猪肉具有补气和胃的功效。

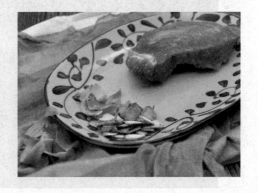

适应证 适用于肺癌等多种癌症患者手术后体质虚弱、正气不足、胃气不和等症。

虫草乌龟汤

材料　冬虫夏草 3 克，乌龟 500 克，大枣 10～15 枚。

做法　将乌龟放入沸水中煮熟，剁去头、爪，揭去龟甲，除去内脏，将肉切成小块。然后取龟甲、龟肉与冬虫夏草、大枣一起放入锅中，加水适量，大火煮沸后改慢火炖至龟肉烂熟，待汤浓变稠时，加入油、盐、葱、姜及味精同煮片刻即可。

功效　滋阴补血，润肺补肾。冬虫夏草具有温补肺肾的功效，乌龟具有滋补肝肾、软坚散结的功效，大枣具有补气健脾的功效。

适应证　适用于肺癌患者手术后体质虚弱、免疫功能低下等症。

（三）放疗期间饮食疗法

肺癌患者放疗期间或放疗后，肺阴大伤，津液耗损，宜选用养阴生津的荸荠、梨、枇杷、藕汁、绿豆、西瓜、杏仁、蜂蜜、绿茶等。

沙梨百合汤

材料　沙参 20 克，雪梨 2～3 个，百合 30 克。

做法　先将沙参及百合浸软后共煎约 30 分钟，取汁，加入雪梨共煮，煮开约 10 分钟，吃梨饮汤。

功效　滋阴润肺。沙参具有养阴清肺、祛痰益气的功效，雪梨具有养阴生津的功效，百合具有养阴润肺、清心安神的功效。

适应证　适用于肺癌患者放疗后肺燥咳嗽、痰少质黏或痰中带血、口干舌燥等症。

银杏橄榄冰糖水

材料　白果 20 枚，鲜橄榄 50 克，冰糖适量，清水 3 碗。

做法 白果去壳，泡 1 天，去膜及心；鲜橄榄去核，略捣烂。所有材料用清水 3 碗，慢火煎至 1 碗，慢慢咽饮，并吃渣。

功效 养肺生津。白果具有敛肺定喘的功效，橄榄具有清热解毒、利咽生津的功效。

适应证 适用于肺癌患者放疗中咽干咳嗽、声音嘶哑等症。

天冬绿茶饮

材料 天冬 10 克，绿茶 10 克。

做法 将天冬剪切成碎片，放入杯中，与绿茶同泡，沸水冲泡后加盖 5 分钟，即可饮用。

功效 天冬具有养阴润燥、清火生津的功效，绿茶具有上清头目、中消食滞、下利二便的功效。

适应证 适用于肺癌患者放疗后咽喉干燥不适等症。

玉竹金银花饮

材料 玉竹 30 克，金银花 15 克，白茅根 50 克，蜂蜜适量。

做法 将玉竹、金银花、白茅根拣去杂质，加水适量，浸泡 20 分钟。再用小火煎煮 15 分钟，去渣取汁。待药汁稍凉后加入蜂蜜，调匀服用。

功效 清热润肺生津。玉竹具有养阴润燥的功效，金银花具有清热解毒的功效，白茅根具有清热利尿的功效。

适应证 适用于肺癌患者放疗后伤及肺胃津液，症见口干舌燥、发热体倦、舌质红、苔少或无苔、脉数。

甘露三汁饮

材料 雪梨 50～100 克，橘子 50～100 克，甘蔗 50～100 克。

做法 将雪梨、橘子和甘蔗去皮洗净，榨汁，将三者之汁混合调匀即可饮用。

功效　润燥生津，清肺除痰。雪梨具有养阴生津的功效，橘子具有止咳润肺的功效，甘蔗具有滋养润燥的功效。

适应证　适用于肺癌患者放疗后伤及肺津，症见口干咽燥、痰多难咯、舌质红、苔薄白、脉数。

沙参麦冬银花茶

材料　沙参、麦冬、桔梗各 10 克，金银花 30 克，甘草 3 克，绿茶 3 克。

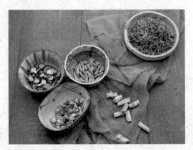

做法　将以上食材洗净，入锅中加水适量，煎煮两次，每次 30 分钟，合并滤汁即可。

功效　润肺止咳，清肺化痰。沙参具有养阴清肺的功效，麦冬具有生津润燥的功效，金银花具有清热解毒的功效。桔梗具有宣肺祛痰、利咽排脓的功效，甘草调和诸药。

适应证　适用于肺癌患者放疗引起的放射性肺炎，症见干咳、痰少而黄稠，或痰中夹有血丝、口干舌燥、舌红苔黄。

（四）化疗期间饮食疗法

肺癌患者化疗期间或化疗后气血两伤，肝肾亏损，饮食宜选用补益肝肾气血的龟、鳖、白木耳、香菇、燕窝、白果、枸杞子等。

燕窝银耳瘦肉粥

材料　燕窝 5 克，银耳 15 克，猪瘦肉 15 克，大米 50 克。

做法　燕窝洗净，与银耳浸泡松软，猪瘦肉切碎，加上大米一起以慢火熬稀粥，调味服用。

功效　养肺补虚。燕窝具有养阴润燥的功效，银耳具有滋阴润肺的功效，猪瘦肉具有补气和胃的功效。

适应证　适用于肺癌患者化疗后体虚等症。

枣糯山药粥

材料 糯米 200 克，大枣 10 枚，鲜山药 100 克（或山药饮片 70 克）。

做法 以上材料洗净放入锅中，加适量水熬成粥，调味服用。

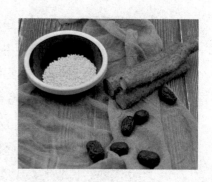

功效 健脾和胃补虚。糯米具有补中益气的功效，大枣具有滋阴补阳的功效，山药具有助消化、敛虚汗的功效。

适应证 适用于肺癌患者化疗后脾胃虚弱、气短乏力、食欲减退或腹泻等症。

姜汁甜奶饮

材料 鲜牛奶 200 毫升，生姜汁 10 毫升，白砂糖适量。

做法 鲜牛奶加生姜汁及白砂糖，调匀，隔水炖服。

功效 补虚损，益肺胃，止呕吐。生姜汁具有散寒止呕的功效，牛奶具有补虚损、益肺胃、生津润肠的功效。

适应证 适用于肺癌患者化疗期间或化疗后伤及肺胃津液，症见食欲不振、恶心呕吐、舌质淡红、苔薄白、脉弦细。

百合麦冬杏仁羹

材料 百合 250 克，麦冬 20 克，杏仁 15 克。

做法 先将百合拣杂，掰成瓣，洗净。再将麦冬、杏仁择洗干净，麦冬晒干后切成饮片，杏仁放入温水中泡胀，去皮尖。杏仁与麦冬饮片一起放入砂锅中，加水适量，大火煮沸，放入百合瓣，改用小火煨煮至百合酥烂，用湿淀粉勾薄芡成羹。

功效 滋阴润肺，止咳化痰。百合、麦冬均具有养阴润肺的功效，杏仁具有止咳平喘、润肺通便的功效。

适应证 适用于肺癌患者阴津不足引起的放疗、化疗后口干口渴、干咳等症。

虫草大枣炖甲鱼

材料　冬虫夏草 10 克，大枣 20 枚，甲鱼 1 只（约 500 克）。

做法　先将冬虫夏草择洗干净，晾干或晒干，切成小段。将大枣洗净，放入温开水中浸泡片刻，剖开，去核。将甲鱼宰杀，去头，放入沸水中焯透，捞出。将甲鱼板揭开，割开四肢，剥去脂肪，除去内脏，洗净，放入汤碗中，加入虫草小段及大枣，合上甲鱼盖，加鸡汤（或鲜汤），浸没甲鱼盖，加葱花、姜末、料酒，上笼屉，大火蒸 1.5 小时。待甲鱼肉熟烂，取下，加精盐、味精及麻油，溶化拌匀即可。

功效　滋阴润肺，补气养血。冬虫夏草具有补肺平喘、止血化痰的功效，大枣具有补中益气、养血安神的功效，甲鱼具有益肾健骨、养血补心的功效。

适应证　适用于气阴两虚型肺癌患者放疗、化疗后身体虚弱，红细胞减少、白细胞过低、血小板过低等症。

虫草炖肉

材料　冬虫夏草 10～25 克，猪瘦肉 150 克。

做法　冬虫夏草与猪瘦肉一起蒸食或炖食。

功效　补肺益肾，止咳平喘。冬虫夏草具有益肾壮阳、补肺平喘、止血化痰之功效，猪瘦肉具有补气和胃的功效。

适应证　肺癌患者化疗后肺肾两虚、咳嗽气喘。

猪脊骨何首乌汤

材料　猪脊骨 250 克，何首乌 20 克，肉苁蓉 20 克，大枣 20 枚。

做法　将猪脊骨洗净，剁成小块，何首乌、肉苁蓉洗净，大枣洗净去核。将全部材料放入锅中，加适量水，如常法煮汤，至骨软烂后即成。

功效　滋阴益髓，养血柔肝。猪脊骨具有补阴益髓的功效，何首乌具有补肝肾、益精血的功效，肉苁蓉具有补肾壮阳、润肠通便的功效，大枣具有补脾益胃、滋阴养血的功效。

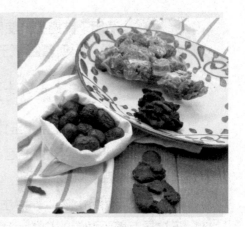

适应证　适用于肺癌患者化疗后伤及精血，症见精神不振、体倦乏力、贫血少气、大便干硬、舌质淡白、苔薄白、脉细弱。

（五）分子靶向治疗期间饮食疗法

乌蛇薏米汤

材料　乌梢蛇干约20克，薏米50克，猪骨（带肉）300～400克。

做法　乌梢蛇切成段，薏米研细，猪骨剁成小块，上述材料加水1 200毫升，慢火煎2～3小时至剩下汤汁400～500毫升，加盐调味，温热服食。

功效　清热解毒，滋阴祛湿。乌梢蛇具有祛风湿、通经络的功效，薏米具有健脾止泻的功效，猪骨及猪肉具有补益脾肾的功效。

适应证　适用于肺癌患者使用靶向药物如易瑞沙、特罗凯后出现全身多发皮疹红肿热痛或溃烂渗液等症。

生地藕节绿豆汁

材料　生地黄30克，鲜莲藕节300克，绿豆100克，蜜糖适量。

做法　鲜莲藕洗净切碎榨汁。生地黄洗净切细，绿豆浸泡洗净，加水300毫升，煮沸后慢火煮1小时取汁，调入鲜藕汁，煮沸即饮，亦可调入少量蜜糖。

功效　清热凉血，养阴生津。生地黄具有清热凉血的功效，莲藕节具有收涩止血的功效，绿豆具有善解热毒的功效，蜜糖具有补中润肺的功效，兼调和口感。

> **适应证** 适用于肺癌患者使用易瑞沙、特罗凯等后出现丘疹或脓疱疹，或使用贝伐单抗出现鼻血、牙衄、斑疹等症。

人参叶玉竹瘦肉汤

> **材料** 人参叶 15 克，玉竹 30 克，猪瘦肉 200 克。

> **做法** 人参叶、玉竹浸泡，洗净，猪瘦肉切成块，将所有材料加水适量煮汤，和盐调味佐膳。

> **功效** 润肺止咳，养胃生津。人参叶具有生津液、降虚火的功效，玉竹具有养阴润燥的功效，猪瘦肉具有补气和胃的功效。

> **适应证** 适用于肺癌患者使用靶向药物后出现胸闷咳嗽、短气、口干等症，尤适宜老年肺癌患者。

（六）肺癌咯血患者饮食疗法

仙鹤草大枣粥

> **材料** 仙鹤草 30 克，大枣 20 枚，糯米 50 克。

> **做法** 以上材料共煮成粥，早晚空腹温服。

> **功效** 收敛止血。仙鹤草具有收敛止血的功效，大枣具有补中益气的功效，糯米具有补益中气的功效。

> **适应证** 适用于肺癌患者咯血等症。

人参大枣粥

> **材料** 人参 4～6 克，大枣 12 枚，粳米 50 克。

> **做法** 以上材料加水适量，以小火煮熟成稠粥，晨起空腹食用。

> **功效** 益气补血。人参具有补脾益肺、生津止渴的功效，大枣具有补中益气的功效，粳米具有养胃气的功效。

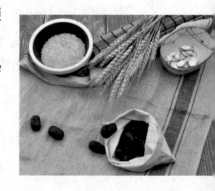

适应证 适用于肺癌患者大咯血所致的虚脱和身体虚弱等症。

（七）肺癌胸水患者饮食疗法

冬瓜皮蚕豆赤小豆汤

材料 冬瓜皮、冬瓜仁、赤小豆各 30～60 克，蚕豆 60 克。

做法 将全部食材放入锅内加水 3 碗，煎至 1 碗，去渣饮用。

功效 利水消肿。冬瓜皮具有利尿消肿的功效，冬瓜仁具有清肺化痰的功效，赤小豆具有利湿消肿的功效，蚕豆具有益气健脾的功效。

适应证 适用于肺癌胸水患者小便不利、小便短赤、口渴等症。

（八）肺癌患者巧用药膳止干咳

肺癌患者多有咳嗽，有时在化疗期间也会出现咳嗽，如果是干咳无痰，可服一些润肺生津的食疗方。

银耳白肺汤

材料 银耳 30 克，猪肺 250 克，清汤 1 500 毫升。

做法 银耳洗净，用开水泡片刻。以清水冲净猪肺肺叶中的血液，放入沸水中稍焯捞出，入砂锅内，倒入清水，放入葱、姜、料酒，用大火烧开后改用小火煮烂。将猪肺捞起放入凉水内，剔掉气管筋络，撕去老皮，揪成蚕豆瓣大小的块，放入碗中用凉水泡好。把肺块和银耳捞入大汤碗内，加入清汤，上屉蒸透取出。余下的汤加料酒、精盐、胡椒粉，煮沸后盛入碗内即可。每周 1～2 次，佐餐食用。

功效 养阴润肺。猪肺具有止咳补肺的功效，银耳具有补脾开胃、滋阴润肺的功效。

适应证 适用于肺癌患者阴虚干咳等症。

川贝雪梨水

材料 川贝5克，梨1个。

做法 梨上半部切成盖，掏去梨核，加入川贝，盖上盖。隔水蒸熟，或用小炭火烤熟。食梨，每日1～2个。

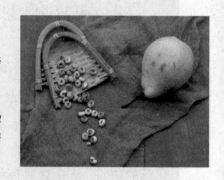

功效 养阴润肺止咳。川贝具有清热化痰、润肺止咳的功效，梨具有生津润燥、清热化痰的功效。

适应证 适用于肺癌患者阴虚干咳等症。

黄精玉竹炖猪肘

材料 猪肘800克，黄精、玉竹各20克，大枣20枚。

做法 将黄精、玉竹切成片，装入纱布袋扎口。猪肘洗净，入沸水锅内焯去血水，捞出洗净。葱切成段，姜切成片。将以上材料一起放入砂锅中，加入清水、调料，置大火上烧沸，撇去浮沫。将大枣加入锅中，小火炖2小时，待猪肘熟烂后，取出纱布袋即可。每周1～2次，佐餐食用。

功效 益气养阴，润肺止咳。黄精具有滋肾润肺的功效，玉竹具有养阴润燥的功效，猪肘具有和血脉、润肌肤的功效。大枣具有滋阴补阳、补血的功效。

适应证 适用于肺癌患者气阴两虚干咳等症。

（九）肺癌患者咳嗽痰多适宜药膳

肺癌患者咳嗽痰多，可适当多服用一些萝卜、鱼腥草等，也可用一些具有化痰、止咳的食疗方。

生姜橘红饮

材料 生姜、饴糖各60克，橘红15克。

做法 生姜、橘红加水3碗，煎煮至半碗，饴糖烊化入内，分次慢慢饮用，每日2～3次当茶饮。

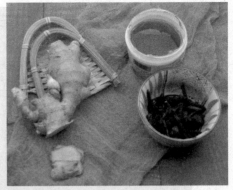

功效 燥湿化痰。生姜具有温肺散寒、化痰止呕的功效，饴糖具有补中益气、润肺止咳的功效，橘红具有理气健脾、燥湿化痰的功效。

适应证 适用于肺癌患者咳嗽痰多，属于痰湿者。

川贝瓜络炖猪肺

材料 丝瓜络20克，川贝10克，猪肺50克。

做法 猪肺切碎，挤去泡沫，与丝瓜络同煮至熟透。川贝隔水炖，调入丝瓜络汤中。每周1～2次，佐餐食用。

功效 益气养肺。川贝具有清热化痰、润肺止咳的功效，丝瓜络具有祛风通络、化痰解毒的功效，猪肺具有止咳补肺的功效。

适应证 适用于肺癌患者咳嗽痰多，属于气虚者。

（十）肺癌患者发热适宜药膳

肺癌患者常常由于各种原因发热，多数情况是由于存在各种部位的感染，可以选用适合的具有清热解毒的食疗方。

桑菊粥

材料 菊花10克，桑叶10克，粳米70克。

做法 将菊花、桑叶用纱布包好，与粳米一同入锅熬粥，待粥熟，捞出纱布包即可。每日当早餐食用。

功效 疏风散热。菊花具有清肝明目、清热解毒的功效，桑叶具有润肺止咳的功效，粳米具有补脾胃、养五脏的功效。

适应证 适用于肺癌患者发热，属于外感风热证。

芦根粳米粥

材料 鲜芦根 50 克，粳米 80 克。

做法 将芦根煎汁 100 毫升，与粳米煮粥。每日当早餐食用。

功效 益气养阴清热。芦根具有清热生津、除烦止呕的功效，粳米具有补脾胃、养五脏的功效。

适应证 适用于肺癌患者发热后期的康复。

鱼腥草绿豆粥

材料 鱼腥草、绿豆各 30 克，粳米 50 克。

做法 将鱼腥草洗净切碎，同粳米、绿豆一起煮成粥即可。每日食用 2～3 次。

功效 清热解毒。鱼腥草有清热解毒的功效，绿豆具有善解热毒、解暑利尿的功效，粳米具有补脾胃、养五脏的功效。

适应证 适用于肺癌患者发热，属于实热证。

（十一）肺癌患者巧用食疗防脱发

放化疗期间经常出现脱发，并且没有好的办法预防，这时往往可用补肾养血的食疗方。

首乌鸡蛋汤

材料 首乌 120 克，鸡蛋 1 个。

做法 先以 250 毫升水煮首乌约 30 分钟，取浓汤煮鸡蛋。日服 1 次，吃蛋喝汤。

功效 养血荣发。首乌具有补肝肾、益精血的功效，鸡蛋具有补肺养血的功效。

适应证 适用于肺癌患者血虚所致的脱发等症。

芝麻红糖粥

材料 黑芝麻 200 克，红糖适量。

做法 黑芝麻炒出香味。每次加红糖适量，嚼食 2 汤匙，每日 2 次。

功效 补肾养血。黑芝麻具有补肝肾、益精血的功效，红糖具有润心肺、补血的功效。

适应证 适用于肺癌患者肾虚所致的脱发等症。

核桃芝麻粥

材料 核桃仁 200 克，黑芝麻、粳米各 100 克。

做法 将核桃仁及黑芝麻各研末。粳米加水煮粥，再加入核桃仁、芝麻各 30 克即可。每日 1～2 次。

功效 补肾养血荣发。核桃具有温补肺肾、纳气平喘的功效，黑芝麻具有补肝肾、益精血的功效。

适应证 适用于肺癌患者肾虚所致的脱发等症。

首乌山药羊肉汤

材料 首乌 30 克，山药 100 克，羊肉 500 克，桂皮 10 克。

做法 首乌、山药、生姜用纱布包好，扎口，羊肉切成小块，加桂皮少许调味，加适量水，小火煮至肉烂熟。去药包，食肉喝汤，每日 2 次。

功效 温阳养血。首乌具有补肝肾、益精血的功效，山药具有助消化、敛虚汗的功效，羊肉具有养血补虚散寒的功效。桂皮具有温肾壮阳的功效。

适应证 适用于肺癌患者阳虚血虚所致的脱发等症。

首乌大枣粥

材料 制首乌 15 克，粳米 80 克，大枣数枚。

做法 制首乌先煮，去渣取汁约 500 毫升，加入粳米、大枣煮

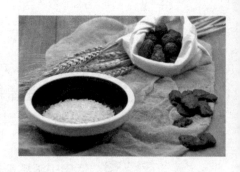

粥，粥熟即可。每日2次。

功效 养血荣发。制首乌具有补益精血、固肾乌须的功效，大枣具有补中益气、养血安神的功效。

适应证 适用于肺癌患者血虚所致的脱发。

（十二）肺癌患者巧选食材助睡眠

龙眼

龙眼又名桂圆，可以益智宁心、养血安神。用桂圆50克，莲子、芡实各30克炖汤，睡前服食。或用桂圆500克，去皮、核后放入碗中，加白糖50克，反复蒸、晾3次，待其色泽变黑后，装入瓶中，放冰箱中保存，每次吃5颗桂圆，每日2次，可收到助眠之效。

大枣

大枣有滋养脾胃、润心肺、生津悦色、补脾益气、养血安神之效。脑力劳动者常吃大枣，可预防神经衰弱，增进睡眠质量。

莲子

医书载莲子"补中养神""治夜寐多梦"等。晚餐前饮一碗莲子汤，或莲子与猪心炖汤，或莲子糯米煮粥，可宁心安神，促进睡眠。

黄花菜

黄花菜又名金针菜，古书记载它"安五脏，利心志"，可治"少安寐"，晚餐烹黄花菜汤佐膳，能促人熟睡。

牛奶

牛奶除营养丰富外，还含有使人产生疲倦感的色氨酸，鲜牛奶中还含微量吗啡，有镇静安眠的作用。临睡前饮一杯热牛奶，对失眠者大有益处，可使下半夜睡得更加香甜，还可改善午夜后的低血钙，避免从骨组织中调用钙，延缓骨质疏松的进程。

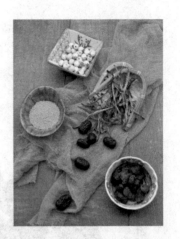

小米

小米味甘微寒，可健脾除湿、和胃安眠，其色氨酸含量为谷类之冠，能刺激脑细胞分泌有催眠作用的 5- 羟色胺。晚餐喝小米粥，可收到催眠的功效。

三、肺癌患者如何忌口

根据中医理论，肺癌大都有不同的辨证分型。这些辨证分型是根据个人不同的症状、体征、脉象及舌象等归纳而得的。不同的辨证类型，忌口的范围有所不同。

按照肺癌表现的情况，大致有以下辨证类型：一是实证，如气滞、湿滞、湿热、热盛；二是虚证，如气虚、血虚、阴虚、阳虚等。这些实证、虚证可以夹杂地表现出来，如气滞而兼有血瘀，或者虚证而夹有实证。

实证和虚证各有不同适宜的食物，也各有其不适宜的食品。不适宜的食品，就需要适当地禁忌，也就是忌口。因此，从这个意义上讲，忌口是需要个体化的。

（一）实证的忌口

气滞，是肺癌中常见的一种辨证类型，主要是胸胁部胀满不适，或是胸闷，有时是窜来窜去的"窜痛"。气滞的忌口范围包括各种不容易消化的食物、能诱发气胀的食品、油腻或者油炸的食品等。患者应该吃清淡、易于消化的食品。饮食习惯也可以调整为少量多餐。

血瘀，其表现也有胸痛，是固定在某一部位或某一区域的痛。痛的程度也常不一样。血瘀的疼痛通常较剧烈，而气滞痛常为隐痛。血瘀的

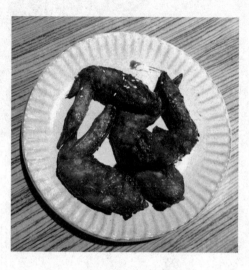

疼痛一般都有明显的压痛，常拒绝别人去触摸。同时，常可见到舌质黯，舌上有瘀斑。此类患者忌口的范围包括各类油腻食品、油炸食品等，大致和气滞相同。应该吃有活血作用的食品，如螃蟹、山楂。

湿滞，表现为胃口不好，消化差，有时上腹饱胀，或者胸闷。主要表现在舌苔上，舌苔白腻，舌质不红。这时的忌口范围是甜的、油腻的食品。过于甜和油腻的食品，常被中医称为"助湿"的食品，吃了这些食品，湿滞会更厉害。此外，酒也助湿，不能饮用。茶也有助湿作用，不宜多饮。凉性的食品，例如西瓜、绿豆，也不宜食用。

湿热，既有湿滞的特点，还有"热"的征象。舌苔表现为黄而腻，舌质较红。脉象滑而快，叫作"滑数"。症状可以有多方面：在肺部，会有咳嗽、痰黄而稠；或者有黄疸；或者小便短而黄赤；或者大便腥秽；或带脓血；或者有带下，多色黄而腥；或者阴道流血，等等。这时忌口的范围除了上面湿滞中提到的外，还应包括热性的和香燥的食品，例如鸡肉、羊肉、狗肉、胡椒、辣椒之类。

热盛，主要的症状是以发热为主，包括通常讲的癌性发热在内。患者怕热、多汗，有时也有些怕风、怕冷的情况，脉数而有力。这时，热性的食品都不相宜，而应食用偏凉性的食品。

这些都是常见的实证。一般来讲，实证忌补，以上各个辨证类型，不大适宜进食补品。

（二）虚证的忌口

气虚，常表现为乏力、没有精神，大便溏薄，舌质较正常人为淡，脉软。应以补气的食品为主，而忌吃凉性的食品。

血虚，面色较苍白，中医称之为㿠白。翻看眼皮，较通常为淡。或者有贫血，舌质也较淡。应以补气补血的食品为主，忌吃凉性的食品。

阴虚，常表现为舌质红、绛，或者舌苔剥、花剥、舌面光红无苔，也常自感内热、口干、手足心热等。忌口的食品包括热性、香燥的食品，应以滋阴的食品为主。

阳虚，在癌肿患者中，这类虚证较为少见。如确系阳虚，忌食凉性的、滋阴的食品，而应以温阳的食品为主。

虚证、实证夹杂时，忌口的范围可以参照以上所说，加以调整。

常见食物禁忌剖析

食物	民间传闻	营养师建议
鸡	含激素，助长某些癌细胞	缺乏实证。鸡肉提供优质蛋白，能补充细胞新陈代谢所需养分
牛肉	性"毒""燥"	红肉含丰富蛋白质和铁质，但摄取过量会增加患大肠癌的风险
蛋	增加伤口发炎的机会	欠缺科学依据，一只蛋可提供50克肉类的蛋白质，有助修复细胞
海产品（除鱼外）	具毒性，手术后会影响伤口愈合	海产品含丰富蛋白质。除非部分人对虾蟹敏感而需要忌口外，其余则可放心食用
黄豆	加速肿瘤生长	（1）黄豆含丰富大豆蛋白质和抗氧化剂异黄酮，能预防一些和激素有关的癌症；（2）目前没有足够证据提示黄豆制品会增加癌症复发概率；（3）避免进食异黄酮补充剂

食物	民间传闻	营养师建议
糖（包括甜水果）	助长癌细胞	（1）每1克糖能够提供4卡能量，尤其适合胃口欠佳及味觉改变人士补充热量； （2）不同类型和颜色的水果具有多种抗氧化功效及膳食纤维，不应戒食
燕窝	助长癌细胞	不可信。1/3两（1两等于50克）燕窝所含蛋白质约等于50克肉，但燕窝价值昂贵，故可从均衡饮食中摄取身体所需营养

禅师篇

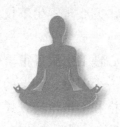

摆正心态，认识肿瘤
战略藐视，战术重视
处乱不惊，带瘤生存

随着研究的深入，心理因素在肿瘤诊疗过程中的作用日益受到重视，对于缓解患者症状、延长生命、提高生存质量意义重大。研究发现，目前临床上 70% ～ 80% 的肿瘤患者有心理障碍，表现为抑郁、沮丧、焦虑、惊骇、失望、绝望、妄想等。除了癌细胞对身体的疯狂残虐外，心理因素也日益成为摧毁肿瘤患者生命的一个重要因素。

精神因素对肿瘤的发生、发展、扩散起着非常重要的作用，这一点已被动物实验所证实。

临床实践发现，消沉沮丧的不良情绪长期作用于人体，可导致人体患上肿瘤，而机体的不适又会产生不良情绪，反过来又会加重患者的病情。作为一种恶性刺激，不良的情绪会使机体的免疫功能削弱，影响对癌细胞的免疫监督，以致癌细胞继续"疯"长，这样的恶性循环，将直至生命的终结。已有越来越多的研究资料表明，肿瘤的发生与社会心理因素也有着密切的关系，讲究心理卫生不仅能有效地预防肿瘤，还有助于治疗肿瘤。

所以，防癌工作中的心理卫生服务很重要。人们应当关注肺癌患者的心理卫生，为患者营造一个温馨、和谐的家庭生活环境；应帮助具有肿瘤性格的人改变不良性格和不良生活方式，学会正确对待生活中的突发事件及宣泄自己的不良情绪，增强机体抵御肿瘤侵袭的能力。

一、了解肺癌患者会经历哪些心理变化

一个人患肺癌后，首先经历一个从健康人到患者的过程，必然产生相应的心理变化，从否定到怀疑，再到接受。一个人被诊断为肺癌后，即使意志再坚强，他的心理变化也会很明显，甚至是剧烈的心理反应。针对患者及家属出现的不同心理反应，在临床上采取相应的护理治疗措施，做好肿瘤患者的心理护理工作是非常重要的。

疾病初期，没有最后确诊的时候，患者心情复杂焦虑，迫切盼望恶性肿瘤的诊断被否定。在确诊后，则想知道自己所患的肺癌是属于早期还是晚期，有没有扩散转移，对治疗效果还持怀疑态度。之后又会思考个人前途和命运，对家庭有什么影响等。随着症状的加重、病情的恶化，有些患者失去治疗的信心，容易产生绝望心理，甚至有不如早死以求解脱的念头。

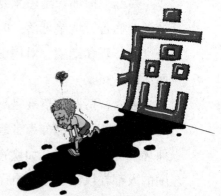

由于每个人对事物的认识水平不同，肺癌患者在就医、诊断、治疗及康复过程中，会产生不同的心理表现。常见的心理表现有以下几种。

第一，焦虑。焦虑是肺癌患者预期要发生不良后果时的一种复杂情绪反应，主要特征是恐惧和担心，是肺癌患者最常见的一种心理表现。肺癌患者急性焦虑的症状表现为烦躁不安、感觉过于敏锐、厌食恶心、反复发作、气促等。

患者的焦虑可分为三类：一是期待性焦虑，多发生于尚未最后明确诊断而高度怀疑的肺癌患者；二是分裂性焦虑，因突然发病而住院的肺癌患者，与工作环境、家人分离，加上病房规章制度的约束等而产生情绪反应；三是阉割性焦虑，多见于肺癌将行手术治疗前的患者。

第二，恐惧。肺癌是发病率最高的恶性肿瘤，恶性肿瘤是所有疾病中最容易令人产生恐惧的疾病，因为在人们心目中癌症就是绝症，患了肺癌几乎等于判了死刑缓期执行。对恶劣预后的担心往往会使患者坐卧不安，食欲不振，夜不能眠，产生各种恐惧感，如怕手术不成功，怕留下后遗症，怕肺癌转移，怕疼痛。对于晚期癌症患者，一方面是患者及家属亲友对死亡的恐惧，另一方面是患者不能忍受痛苦症状的恐惧。

第三，孤独。肺癌患者易感孤独。住进医院后周围环境变了，自然产生一种孤独感，希望有人陪伴说话，以消除心理上的寂寞，得到心理宽慰。有的患者还会产生被遗弃感，自感无助于家庭和社会，反而成为家庭和社会的累赘，感到孤独和被遗弃，甚至因心理忧郁而萌生轻生念头。

第四，愤怒。肺癌患者怨恨自己命运不幸，看什么都不顺心，爱发脾气，怀有一种难以排遣的忧郁心情。当一个人长期而艰难地与癌症做斗争，在多次失去信心和希望之后，终于意识到这场斗争不能取胜时，不禁产生愤怒的情绪，通常会因为日常生活中的一些小事而在亲人身上发泄，对周围人群的健康、快乐、成功表示嫉妒。

第五，抑郁。当患者经过全面检查确诊为癌症后，常常会表现出精神极度痛苦，情绪低落，时而忧愁、沮丧，有些意志薄弱者甚至会出现极度的悲观和绝望，对周围的事情缺乏兴趣，表现为时而情绪低沉，时而烦躁不安。

第六，猜疑。猜疑是一种消极的自我暗示，是无原则而又毫无根据的猜测。相当一部分患者起初对诊断表示极度怀疑，对医疗过程中的任何环节都产生疑问，如检查、用药等。当遇到别人轻声说话，便猜测周围的人都在议论和歧视自己的病，对亲朋好友的劝说也容易造成误解，住院时怕打错针、吃错药等。

二、要不要把病情告诉肺癌患者

一个人一旦被确诊为肺癌，对其本人是严重的打击，短期内即可造成沉重的精神负担，有的患者因此而迅速沉沦，经受着肿瘤和精神上的双重折磨。所以在得知亲人患癌症后，人们为了减少患者精神上的刺激，不自觉地对患者进行消息封锁。患者往往在异样的气氛中开始猜疑，这种探听而得到的"消息"，在患者心理上形成更为悲哀、消极的心理障碍。

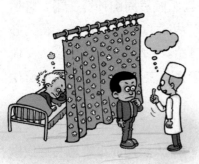

从减轻患者的思想负担出发，对癌症患者适度保密是必要的。但是，很多肺癌需要手术，有些还要进行破坏性手术，这些手术和治疗是不可能不让患者知道的。而手术前让患者知道自己的病情，了解治疗的必要性，得到患者的认可，也是尊重人权和体现人道主义精神的表现。患者知道实情后，可以按照医生的要求主动地配合治疗及治疗后的康复工作。

如果一个肺癌患者不能从医生那里获得准确的信息，也不能从家属口中探听有关病情的可靠信息，他就会从病友、护士或其他医生那里探听消息，而这些消息往往是不确切的、不可靠的，反倒让患者不了解自身病情，容易失去治疗时机。所以，近20年来，许多医生逐渐采取向患者直接交代病情的做法。世界卫生组织的专家委员会也指出，任何隐瞒癌症真相的做法都是有害无益的。在适当的时机，以合适的方式向肺癌患者如实告知病情，已越来越被肿瘤医生和患者所接受。这样有利于医患密切配合，有利于安排和处理工作上、生活上和家庭中的各种事情。对患者说明患病的一般知识，包括病因、症状及预后，有针对性地做出科学的解释，以消除患者疑虑并使其安心接受治疗，对患者及其治疗无疑是有利的。

三、如何将病情告诉肺癌患者

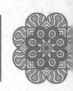

向肺癌患者介绍病情，最好由有一定权威的医生进行，需要运用一定的策略和方法。告知病情的时机最好是在确诊后，治疗前。

介绍病情的内容主要是确诊的依据、疾病的早晚期、准备进行的治疗方案、治疗中可能出现的问题、最后的结局等。对于疾病的早晚期，不必据实以告，可适当保留。国外有学者认为，应确切地告诉患者人生旅途还剩多少时间，这样他们会加倍珍惜时间，也有利于患者安排自己的遗嘱，了却患者最后的心愿。我们认为是否这样明确告诉患者要根据具体情况做出不同选择。对于一些一直坚强、性格开朗、能正确对待疾病与死亡的患者，告诉他真实病情，可以使其

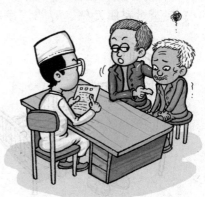

更积极地配合医生治疗，取得更好的疗效。对于一些意志脆弱的患者，如果告诉他真实病情估计会造成其思想完全崩溃，甚至出现自杀倾向，则应该暂时对其保密，以后随病情的发展或治疗的安排再逐渐向患者透露。有一部分患者因病情加重，各种治疗疗效很差，可能会猜想自己得了癌症；而少数患者坚信自己患的不是癌症，治疗效果差是家属不积极到好医院和找好医生治疗，或是医生技术水平太差所致。对于这些人，应在患者临终前意识清晰时告诉其真实情况，这样患者会坦然地对待死亡，家属也会得到精神上的解脱。

四、如何做好肺癌患者的心理护理

　　肺癌患者的心理护理十分重要。患者出院，只是表示病情得到缓解和控制，并不等于治愈。完全治愈还需要相当长的时间，康复过程主要在家庭中进行。

　　做好肺癌患者的心理护理，首先应从患者住院期间开始学习，学会简单的治疗护理方法，让患者觉得家属实施的护理是正规的，从而产生信任感。家属是肺癌患者最亲近的人，也是患者力量的源泉和强大的精神支柱。家属所起的作用，是其他人取代不了的。这也是配偶死亡或离异的肺癌患者病情迅速恶化乃至死亡的重要因素。家属护理肺癌患者的任务是繁重而艰巨的。有些患者因为心情不好，会挑剔家属照顾不周，甚至对家属发怒、辱骂、发脾气。家属应该体谅肺癌患者这样做是一种

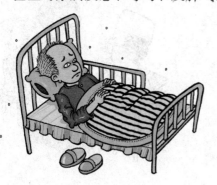

发泄，应该理解患者的做法并非敌意并给予同情和理解，如果顶撞和反驳患者，等于是火上浇油，不利于患者康复。

　　家属应该安排好患者一天的生活，让患者感到愉悦、充实、轻松。白天家属可能要上班，孩子要

上学，家里空荡荡的，患者会产生孤独和寂寞的感觉。因此，家属应该充实患者的精神生活，让他在家里看看书，听听音乐，看看电视，去外面散散步。还可做一些力所能及的家务，对改善心境大有好处，可以使患者得到安慰，感到自己还能为家庭承担些义务，不是一无是处的人。

五、肺癌患者的中医心理疗法

1. 静心养神法

中医理论十分重视精神"内守"在防治疾病中的应用。静心养神法与现代的自我调解法、打坐冥想有相似的内容。古代医案中对思虑劳神过度所致病变，以及某些慢性久病等，常用此法而使疾病痊愈。

临床上常采用参禅，静坐祷告，独室静坐、静卧的方法，让患者独处一室，要求其平心静气，排除一切私心杂念，抛弃一切恩怨慕恋，通过默祷达到"身、心、灵"的统一。

2. 言语开导法

这一疗法主要是正确运用语言工具，调动患者的主观能动性。它是一种基本的心理疗法，临床上常用于肿瘤初发期治疗。

耐心倾听患者的倾诉，启发诱导患者倾吐内心的痛苦郁闷和隐私真情，不仅有利于医生了解病情，而且是一种心理疏泄。善于引出这一过程，并善于解释，这是此疗法实施的关键步骤。针对不同患者，分析病史病情，找到致病原因，并告诉患者具体的治疗措施及如何自我调养，最终提高患者对疾病的认识，缓解患者的消极心态，克服焦虑和紧张，从而达到改变患者精神及身体状况的目的。本法适用于情志不畅而导致的失眠、心悸、惊悸、癫狂、抑郁等病症。

采用本法应注意创造安静的治疗环境、融洽的气氛，取得患者的信任；在言语交流过程中，语言要适当谨慎，并注意替患者保守秘密；劝说开导，要针对不同患者的个性特征和实际情况，有的放矢，细致入微。

3. 解惑释疑法

解惑释疑法，就是通过一定的方法，解除患者不必要的疑虑，增强同疾病做斗争的信心。

对患者的疑心、误解、猜测首先要询问起病最初的原因，而后通

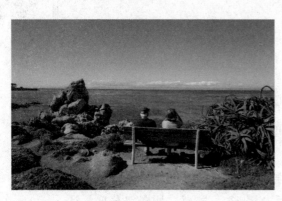

过对话，循因释疑，据理解惑。如"杯弓蛇影"疑虑成病，一语道破解释疑惑，沉疴顿减。用本法施治时，对患者态度要严肃认真，耐心细致，注意尊重事实，语言有理有据，具有说服力，在以谎释疑、以假解惑时，要假戏真做，切不可因敷衍而被患者识破，使病情难愈。

4. 移情易性法

移情易性法又称"移精变气法"，现代称之为"转移注意法"。通过语言和行为等，转移患者对疾病的注意力，从而达到调整逆乱之气机，使其精神安定、疾病减轻的目的。分散患者对疾病的注意力，使其思想焦点转移至他处；或改变其周围环境，使患者避免与不良环境刺激接触；或改变患者的内心虑恋的指向性，使其以某种情感转移于另外的人或物上，可称之为"移情"。通过学习、交谈等活动，排除患者内心的焦虑，或改变其错误的认识和不良情绪，或改变其不良生活习惯与思想情操，可称之为"易性"。移情易性的具体方法很多，要根据患者的不同病情、不同心理和不同环境等，采取不同的措施进行选择运用。

图书、音乐能影响人的情绪，转移情志，具有陶冶性情的作用，可以达到辅助治疗的目的。琴棋书画、戏剧、舞蹈、赋诗、旅游、垂钓、养花等都可以培养情趣、陶冶性情，转移情志，调神祛病。

行者篇

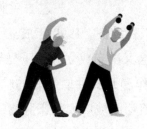

按时作息，精神饱满
适当文娱，愉悦身心
合理锻炼，逐步康复

近年来，随着现代科技的不断进步，人类在抗癌战争中取得了可喜的成就。早期诊断和治疗方法的改善，使得很多肿瘤患者的生存期越来越长，他们对生活的期望不断提高。这些患者不同程度地存在着身心健康和功能障碍等问题。这一事实，逐渐引起了人们对肿瘤患者康复治疗

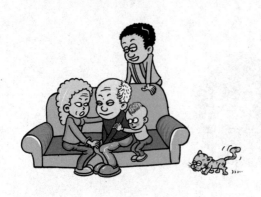

的关注。早在 20 世纪 40 年代，英美等国家就有人开始着手进行恶性肿瘤患者生活质量和康复需求的调查。1971 年美国的国家肿瘤法特别强调肿瘤的康复，其他国家也陆续组织了肿瘤患者康复的医疗机构和学术活动。我国过去对肿瘤患者开展了不少康复医疗工作，研究了康复工程设备。1990 年成立了中国抗癌协会肿瘤康复会。1993 年中国抗癌协会又决定成立肿瘤康复与姑息治疗专业委员会，以推动全国肿瘤康复工作和开展肿瘤康复的临床和基础研究。进入 21 世纪，肿瘤患者的康复治疗已被广大临床肿瘤工作者，乃至广大医护人员和患者高度重视。肿瘤患者的康复治疗不但融入肿瘤临床治疗的全过程，也是临床治疗的延续。

肿瘤康复治疗的目的是减轻或消除肿瘤所引起的功能障碍及其影响，帮助肿瘤患者根据其实际需要和身体潜力，最大限度地恢复其生理上、心理上、职业上和社会生活上的功能，提高其独立生活、学习和工作的能力，改善其生活质量，促进其融入社会。

中医学认为，人体以五脏为中心，通过经络系统把五脏六腑、五官九窍、四肢百骸联系成为协调、统一的整体，这一思想对恶性肿瘤的整体康复颇具指导意义。例如，中医认为肺与大肠相表里，喘促咳嗽伴有便秘者，通过泻大肠则可缓解肺气上逆诸症。中医学认为，五脏并非处于并列等同的地位，而是以心为"君主之官"。心的功能正常与否，直接关系到其他脏腑的安危。按中医学观点，心主神明，即有精神、意志、思维活动功能，同时它又可因过度的情志波动而患病。由此可见，

关于精神因素与疾病的关系，中国传统医学曾有其独特的阐释。

近年，医学界明确达成共识，现代临床医学模式是生物—心理—社会医学模式，尤其是在康复医学中，心理康复占有极为重要的位置，中国古典医籍对"心"的生理作用、"情志因素"致病的论述丰富多彩。恶性肿瘤的发病是多因素、多阶段的病理过程，病变涉及多个脏腑器官，脏腑学说以五脏为中心，以心为主导，通过经络系统网络沟通，把人体各部分组成一个既有分工又有合作且与自然界相通应的有机整体，只有注意到病变脏腑的生理联系和病理影响，才能保障恶性肿瘤患者的康复质量。

肺癌——绵羊与狼的故事

63岁那年，侯伯伯被多家医院确诊为右肺中央型肺癌末期。因为已经不能做手术，医生便给他做了几个疗程的放化疗。肿瘤稍有缩小，但副反应剧烈，头发一束一束地脱落，头晕咽痛、指端酸麻、肚子难受等症状相继出现。这期间，医院报了两次"病危"，家里也已给他准备好了后事。

他躺在床上，万念俱灰。忽然想起了一个故事：外国有一位医生为了证明情绪对健康的影响，做了这样一个实验——把两只绵羊放在离狼笼很近的地方，一只绵羊能看见狼而另一只绵羊不能看见狼。不久，那只能看见狼的绵羊就死掉了，而另一只却仍然健康地活着。他想，我绝不能像能看见狼的那只绵羊一样，还没等癌魔来夺命，自己先被吓死。于是他鼓起勇气，拿起击退死神的"撒手锏"。

现在，五年过去了，他还活着。他是怎样战胜晚期癌症的呢？

（1）精神疏导法。对待癌症要有"既来之，则安之"的心态，不害怕，不背包袱。只有不向命运低头，才能增强抵抗力，战胜疾病。

（2）适度运动法。侯伯伯当时体弱乏力，难以起床行动，但仍忍着剧烈的胸痛硬撑着起来，坚持室内走步的活动，直至每天能缓步上白云山去呼吸新鲜空气。

（3）超觉静坐法。侯伯伯每天做两次超觉静坐，每次持续20～30分钟。入静后，使自己的思维由活跃转为平静，并逐步进入一种似醉非醉、若有若无的超常状态。而后，顿觉头脑清醒，思维敏捷，身体轻盈，如同一种内在的潜力被挖掘出来。这种良好的状态能维持 4～6 小时。

（4）加强营养法。侯伯伯把自己喜欢吃的又有营养的食物都列在选择范围内。经常吃鸡、蛋、鱼，每天都吃点水果、核桃仁和胡萝卜等。

其实，不少癌症患者并非死于癌症，而是死于消沉、焦虑和恐惧，死于不能科学、理智地与癌症做斗争。愿各位患者借鉴侯伯伯的经验征服癌魔，笑对人生，活得更精彩。

一、适度合理运动，有效防治肺癌

美国纽约芒特西奈医疗中心中老年医疗部主任罗伯特·巴特勒博士关于防治癌症曾说过："如果运动能被做成药片的话，这将是全美最广泛使用和最有益的药剂。"那么，肺癌患者究竟适合做哪些运动呢？

（一）最简单有效的运动——散步

散步，不需要健身器械、器材，不需要特殊的场地，不受时令、气候、时间限制，甚至不用学习，是极易做到的运动。俗话说得好："饭后百步走，活到九十九。"散步是我国的传统健身方法之一，体质强弱皆宜，更是肺癌患者保健锻炼的合适运动。

散步除能增强体质外，还是安神定志的妙方。有些肺癌患者因为

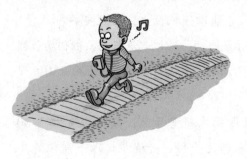

精神负担重或其他原因，情绪不稳定，失眠多梦，食欲不振。对于这些症状，散步是理想的治疗剂，睡前散步运动，可使身体略感疲劳，再用温水洗脚，多可安睡，次日神清气爽。

病情较重者，虽不宜户外活动，亦要尽量在室内行走，即使是有人搀扶着走一走，也会有益处。一方面可增加胃肠蠕动，改善消化功能，使水谷得化、大便通畅；另一方面可促进全身气血通畅，五脏六腑得到濡养。

病情较轻者，可做户外散步。开始可随意，以舒适为度，散步时间、距离均不必计较。待习惯后，可逐渐延长散步的时间和距离，经过一段时间后，体力有所增加，应逐步过渡到有目的的散步，如由散步变为中等速度的行走，开始每分钟40～50步，慢慢地增加到每分钟60～70步，甚至80～90步。散步的时间也可逐渐延长。

（二）中医健身操——太极拳

太极拳，源于古代导引术，特点是动作圆柔，动中有静，静中有动，刚柔相济，内外结合，阴阳相贯，如环无端。练太极拳对于肺癌患者是十分有利的，它通过调心、调身、调息的活动，具有循经顺气、舒筋活血、强身健体、调节阴阳的功效。太极拳适合于不同年龄、体质和性别的人练习，体弱者可以增强体质，肿瘤患者可以提高抗病能力，帮助康复。

1. 练习太极拳的时间、程度要适宜

练太极拳，以旭日东升、凉露未收之时，在室外山间、田野、河畔、园林、庭院等空气清新的场所最为适宜。掌握好运动量，以精神好转、食欲增加、睡眠安宁为适合的标准。

2. 练习太极拳的基本要领

（1）轻柔松静。太极拳动作讲究松静柔和，防止动作僵硬、紧张和拘束。只有全身放松，才能达到心静神安。

（2）连贯圆活。太极拳从起势到收势的每个动作都相互连成一气，前后连贯，如环无端。太极拳中的四肢和身体运转路线要求圆形、弧

形，不可直线往来或曲折上下。手脚的姿势也不应过于挺直或屈曲，而要经常略弯曲，连贯轻柔地保持类似圆形的饱满姿态。

（3）意与行随。每项运动的锻炼都要求与意念配合。要求做到"刻刻在心，意随身移"。即所谓思想不停，动作不停，连绵不断。

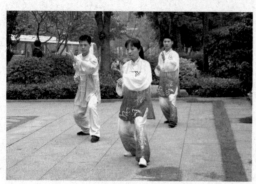

（4）练拳姿势。练太极拳时身体要中正安舒，也就是姿势和动作都合乎生理的自然规律，不应勉强，不要做作。太极拳强调以腰为主宰，"刻刻留意在腰间"，稳定重心，以腰部带动四肢。

（5）动作速度。太极拳的动作要求缓慢均匀，连绵不断，"迈步如猫行，运动如抽丝"。

（6）配合眼神。根据动作的不断变化，视线也随身体的姿势和手的方向不断变化，可以使意念集中，心神不乱。

二、音乐有益肺癌康复

肺癌之所以发生、发展，是因为人体免疫系统的监视功能出了故障，不能及时识别和清除已"叛变"的癌细胞。手术、放疗、化疗等再成功，如果免疫系统功能无法重新恢复，肺癌迟早还会复发。免疫系统需要正常工作，前提就是神经系统、内分泌系统和淋巴系统三者平衡。其中，神经系统和内分泌系统受情绪影响甚大，如果精神紧张、心情压抑，造成两者功能紊乱，后果则是免疫系统功能的削弱。包括音乐疗法在内的心理疗法，有助于改善临床症状，可改变患者的情绪，调节免疫功能。肺癌患者或多或少存在不同程度的心理障碍，会严重影响患者的身心康复。音乐的节奏、优美的旋律可以引导患者进入一个轻松愉快的环境，可以稳定情绪、防止紧张、减轻疼痛，提高生活质量。

（一）什么是五音音乐

中国古代有"五音疗疾"的记载。五音是指宫、商、角、徵、羽五个不同调式的音乐。中医经典著作《黄帝内经》将五音和五行（土、金、木、火、水）相配，提出了"天人相应"的理论，揭示了人与自然内在气机运动的规律。世间万物的变化影响着人体体内气机运行的变化，从而导致人们情绪、情志、心态和健康的变化。

（二）五音如何调节人的心情

五音与调理情志密切相关，音乐能养生、治病，已被许多中外学者公认，尤其是中国古典音乐，曲调温柔，音色平和，旋律优美，能使人忘却烦恼，从而开阔胸襟，促进身心健康。据此原理，针对不同情绪，可采用以下方法调畅情志。

1. 浮躁

在五行中属"火"，这类人做事爽快，爱夸夸其谈，争强好胜。平时未发作时，应引导其积极的一面，听些徵调音乐，如《步步高》《狂欢》《中国人民解放军进行曲》《卡门序曲》等。这类乐曲激昂欢快，符合这些人的性格，能使其奋进向上。在情绪浮躁时，则应用"水"来克制，听羽调音乐，如《梁祝》《二泉映月》《汉宫秋月》等，有助于缓和、制约、克制浮躁情绪。

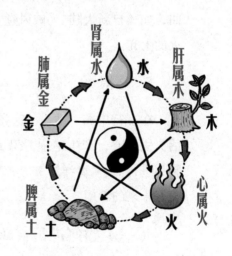

2. 压抑

在五行中属"土"，这类人多思多虑，多愁善感。平时应多听宫调式乐曲，如《春江花月夜》《月儿高》《月光奏鸣曲》等。这些曲目悠扬沉静，能抒发情感。当遇到挫折，极度痛苦压抑时，应听角调音乐，如《春之声圆舞曲》《蓝色多瑙河》等。此类乐曲生机蓬勃，能以肝木的蓬勃朝气制约脾土的极度压抑，使其从痛苦抑郁中解脱出来。

3. 悲哀

在五行中属"金"，悲痛时，应听商调式乐曲，如《第三交响曲》《嘎达梅林》《悲怆奏鸣曲》等，能发泄心头郁闷，摆脱悲痛，振奋精神。对于久哭不止、极度悲伤的患者，应听徵调音乐，如《春节序曲》《溜冰圆舞曲》《闲聊波尔卡》等。其旋律轻松愉快、活泼，能补心平肺，摆脱悲伤与痛苦。

4. 愤怒

在五行中属"木"，愤怒生气时，应多听角调式乐曲，疏肝理气，如《春风得意》《江南好》等。在愤怒至极、大动肝火时，应听商调乐曲，如《自新大陆》《威风堂堂》等，以佐金平木，用肺金的肃降制约肝火的上亢。

5. 恐惧

在五行中属"水"，这类人多因遇到重大的挫折及精神创伤而对生活失去信心，产生绝望、恐惧，故须听欢快、明朗的徵调乐曲，如《轻骑兵进行曲》《喜洋洋》等，以及中国的吹打乐，补火制水，重新唤起对美好未来的希望。

（三）如何进行音乐治疗

根据患者本人对音乐的欣赏能力和爱好，选定曲目，这样会增强疗效。曲目可以按照患者的喜好更换。患者最好能够了解乐曲的内涵与背景，并根据其文化水平和音乐素养，在规定的乐曲情绪范围内挑选曲目，如果能够自演自唱，其治疗效果会更好。

音量在 70 分贝以下疗效最佳。音乐治疗可以 1 日 2 次，每次治疗的时间应掌握适度，一般 1 次 20～30 分钟为宜，不能重复一个乐曲，以免久听生厌。

（四）肺癌患者放化疗期间适合听什么音乐

放疗期间，肺癌患者主要表现为毒热及燥热伤津反应，患者易激动、烦躁、口干、口渴、咽痛、头晕头痛、尿黄、便秘等。音乐治疗宜选择悠扬、抒情、和谐的乐曲，如 D 调、B 调及商调式、羽调式的音乐，具体乐曲有《天鹅湖》《寒鸦戏水》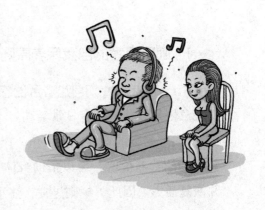《蓝色多瑙河》《阳关三叠》《梦幻曲》《潜水姑娘》《梅花三弄》《春之歌》《嘎达梅林》《春江花月夜》《月儿高》《月光奏鸣曲》等。

化疗期间，肺癌患者主要表现为全身及消化道反应，临床症状为疲乏、无力、头晕、喜卧、食欲减退、恶心、呕吐等。音乐治疗应选择旋律热烈、欢快、轻松、曲调亲切的乐曲，如 A 调、E 调及徵调式、角调式、宫调式的音乐，具体乐曲有《春节序曲》《溜冰圆舞曲》《闲聊波尔卡》《卡门》《解放军进行曲》《步步高》《狂欢》《回娘家》《彩云追月》《逛新城》《旱天雷》《花好月圆》《金蛇狂舞》《春天来了》《光明行》《雨打芭蕉》《喜洋洋》《假日的海滩》《矫健的步伐》《锦上添花》《水上音乐》等。

肺癌患者由于心事重重、多思多虑，加上放疗、化疗的不良反应，最易出现烦躁、失眠等症，临床可选择一些镇静安神的乐曲，如《春江花月夜》《平湖秋月》《春思》《银河念》《宝贝》《塞上曲》《苏武牧羊》《军港之夜》《平沙落雁》等。

三、自我保养原则

1. 肺癌患者的自我保养原则

（1）癌症治疗期间患者可能感到疲倦，要给予恢复体力的时间，不需着急恢复以前的所有日常活动。

（2）健康的均衡饮食，鱼、肉、蛋、奶、蔬菜、水果、五谷类都有其独特的营养价值，可以帮助身体获得所需的能量来重建受损的组织，并恢复活力。因此，规则进食，注意营养很重要。

（3）平时可依自己的体能状况，做些合适的运动，以舒缓压力，增加自信心和保持体力。

（4）对于自己的疾病治疗，尽自己所能通过各种渠道多了解一些，这可以减轻对疾病的恐惧，并且增加自己对所患疾病的控制感。

（5）即使已患肺癌，戒烟仍非常重要，戒烟有助于改善食欲和整体的身体状况，并可以降低罹患其他癌症的概率。

（6）避免到公共场所，以减少上呼吸道感染的机会，并且避免暴露在对呼吸道有刺激的环境中。

（7）设定现阶段可达成的短期目标，患者可能不会有以前的精力，不要勉强工作，如果有需要，可调整工作内容或转换成为较短工时的工作。

（8）家人的支持或心理慰藉，可能会给患者提供一些特别的力量，也会影响患者对癌症的态度，癌症支持团体和病友团体可以提供一个安全的环境，讨论彼此之间类似的经历，减少被隔离的感觉及忧虑，进而改善生活质量。

2. 保持良好的睡眠

睡眠养生法是指通过调整睡眠节律以消除疲劳，恢复精神和体力的一种养生方法。中医学认为，人们的睡眠是阴阳交替的结果，是正常生命活动的过程和体现，通过对睡眠节律的调节，做到安卧有方，对养生保健有重要意义。

睡眠养生法的要点在于提高睡眠质量，使机体得以修整，消除疲劳，恢复体力。

（1）睡前调整法。第一，睡前要保持身心安静，防止高强度的脑力活动，不要纵情谈笑或忧思、愤怒、激动。第二，要避免过饱，中医认为"胃不和则卧不安"，因此临睡前尽量少进食或不进食，特别要忌茶、巧克力、咖啡、可可等不利于睡眠的食品。第三，适当做些运动，如散步、慢跑等，疲劳感是良好的催眠剂，但睡眠前半小时不宜运动，否则适得其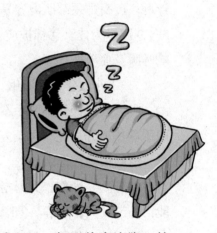反，难以入睡。第四，可用一些辅助方法帮助入睡，如温热水泡脚、按摩足心等。第五，适当选用百合、莲子加适量的牛奶冲服，或使用药枕（如决明子、菊花、蚕沙等药物）帮助入眠。

（2）入睡方法。第一，姿势。古代有"卧如弓"之说，主张右侧卧位为佳。这种睡姿有利于全身肌肉的松弛，消除疲劳，同时不会使心脏受到压迫，还可以帮助食物朝十二指肠方向推进。所以应该尽可能采取这种睡姿。当然，人在睡眠时不可能总保持一种姿势，应当以睡眠舒适为目的。

第二，环境。睡眠的环境要求安静，光线幽暗。应适当开窗，以免影响空气质量。室温以 18～20 ℃为宜。新鲜空气含有较多的氧气，有助于入眠。适宜的光线、温度可以抑制大脑的兴奋，提高睡眠质量。

第三，时间。睡眠时间当因人而异，不能一概而论。一般平均 8 小时，老年人和儿童可以适当增加。工作和学习紧张的人，应适当午睡，时间不超过 1 小时。此外，人的起居作息也应当适应春生、夏长、秋收、冬藏四时节气阴阳消长的变化，春季应早起早睡，夏季应夜卧早起，秋季应当早卧早起，冬季当早卧晚起。

第四，衣被卧具。①床的高低要适宜，过高则上下床不便，特别是老年人容易跌伤，容易发生意外；过低则容易受潮。一般以略高于就寝者膝盖为宜。②床垫的软硬适度，过软则身体受力不匀，过硬则使人不适。③枕头的高低也很重要，过低容易使脑部充血，醒后头胀痛、面目浮肿；过高则颈部肌肉容易受到牵拉而"落枕"。枕头高度一般以离床面 5～9 厘米为佳。④棉被应当温暖、柔软、干燥，不宜过于厚重，以免影响呼吸及血液循环。

（3）小穴位，助睡眠。

鸣天鼓。操作：两手掌紧贴两耳中间，三指轻叩击后脑枕骨 20 次，两手骤然离开耳孔，再反复做 2 次，共轻击枕骨 60 次。功能：健耳祛头晕，清脑镇静，催眠。

撸耳垂。操作：大拇指在后，两手同时动，轻轻拉拽耳垂 50 次。功能：心宁气爽、镇静、催眠。

搓手腕。操作：可两手内腕互搓或用一手搓另一手内腕。两手互搓 100～200 下。功能：手腕部位分布神门、内关等十几个穴位，可防治心悸焦虑、失眠、多梦，催眠效果明显。

搓三阴交。操作：取侧卧位，靠床一脚不动，用另一只脚搓摩三阴交（在小腿内侧踝骨上方 3 寸，寸指的是同身寸，等于个人食指、中指、无名指和小指并拢，以中指第二横纹为准，4 横指作为 3 寸），再换侧位搓摩另一只脚的三阴交穴位，各搓摩 48 次。功能：预防失眠，为入睡做准备。

搓脚心。操作：用手掌或手指搓脚心或全掌，两脚掌各 100 次。功能：此法有催眠和镇静作用。

深呼吸。操作：深深用鼻吸气，鼓肚，然后用口慢慢从牙缝呼出肺气（也称腹式呼吸），做 5～10 次。功能：吐故纳新，宁神镇静，催眠。

四、预防癌症复发10法①

要防癌症复发，最重要的是注意均衡饮食及健康生活模式。2007年，世界癌症研究基金会就饮食、营养及活动三方面提出10项防癌建议，适用于癌症康复者预防癌症复发。

（一）保持健康体重

研究指出，人体过多的脂肪会增加患癌风险，在体重不至于过轻的前提下，尽量保持纤瘦。亚洲人理想体重指标 = 体重（千克）/［身高^2（米）］，正常范围为18.5～22.9，应将体重控制在理想范围内的较低一端。

此外，腰围尺寸是另一个体脂指标，储存在腰部的脂肪比身体其他部分储存的脂肪带来更高的疾病风险，女士应控制腰围少于80厘米（31.5寸），男士应少于90厘米（35.5寸）。

（二）每天至少运动30分钟

恒常运动有助于身体燃烧脂肪，增强心肺功能，锻炼肌肉及减少患癌风险。运动会降低体内可能导致乳腺癌和子宫内膜癌的荷尔蒙水平，加快食物通过消化道的时间，有助于降低患大肠癌的风险。

开始运动时可尝试轻度运动，如慢行及做简单家务。随着体能改善，每天至少做30分钟中等强度运动，如急行、太极、瑜伽、社交舞、慢速游泳、骑单车等。以后可逐渐增加时间至60分钟以上或做30分钟较剧烈的运动，如跑步、登山、跳绳、打网球等。

---

① MARMOT M. 食物、营养、身体活动和癌症预防［M］. 陈君石，主译. 北京：中国协和医科大学出版社，2008.

（三）减少进食热量密度高的食物

热量密度高的食物是指含高糖分或高脂肪食物，每100克食物所含糖分或脂肪多于225卡。过量进食热量密度高的食物会增加超重及肥胖的机会。

减少含糖的饮品及食物，例如汽水、糖果、甜品、汤水、菠萝包等。饮品方面可选白开水、清茶及无糖咖啡。咖啡每天不多于2～3杯。由于果汁亦含大量天然果糖，每天不应超过一杯。

含脂肪高的食物也要减少，例如肥肉、鸡腿、午餐肉、炸薯条、煎炸食物、方便面等。多选瘦肉类，用少油方法煮食，外出进食时挑选较健康的菜肴。

（四）多吃不同种类的蔬果、全谷物及豆类食物

多吃植物性食物，蔬果、全谷物及豆类均含多种维生素、矿物质、膳食纤维及植物性化合物，对身体健康有益处。

非水溶性纤维（如全谷类、麦糠、蔬果等）能维持肠道健康，预防大肠癌。水溶性纤维（如麦片、豆类、水果等）可降低胆固醇和稳定血糖，有助于预防及控制慢性疾病。

植物性化合物，其中一些为抗氧化剂，可保持人体细胞免受致癌物质破坏，每天多吃色彩缤纷的蔬果，以增强身体抵抗力。

建立好的饮食原则，每餐2/3的食物为蔬果、全谷物及豆类，而少于1/3是动物性食物。

（五）减少进食过量红肉及避免加工肉类

研究显示，过量进食红肉（牛肉、猪肉、羊肉）及加工肉类会增加患大肠癌的风险。而加工肉类是指经烟熏、盐腌、添加防腐剂来保存的肉类，例如熏肉、香肠、火腿、咸鱼、腊肠等。

专家建议每星期不应进食多于500克（煮熟重量）瘦的红肉，即每天不多于75克。在每天饮食中适量选用鱼、家禽、海鲜、蛋、豆及豆制

品，既能增添食物种类及口味，又能提供丰富蛋白质。

（六）限制酒精

为了预防癌症，建议不要喝酒。过量酒精会伤害肝脏，增加体重及影响血压。如要喝酒精饮品，男士每天不应超过两杯，女士则以一杯为限。

（七）减少进食高盐分及腌制食物

进食太多盐分影响健康，加大患上胃癌及高血压的风险。应减少含盐酱料、罐头肉类，例如火腿、咸蛋、咸鱼、腌菜、加盐果仁等的食用。每天进食不多于6毫克盐（约1茶匙），这一分量包括食物天然的钠质及添加的盐分。可多采用天然香料、姜葱、八角、陈皮、柠檬汁、白醋等调料，以减少盐分摄入。

（八）不要使用营养补充剂来预防癌症

天然食物含有对健康有益的维生素、矿物质、纤维素及抗氧化剂，即使补充剂含有这些营养素，也不能确定身体能从补充剂得到相同的益处。研究指出，某些高剂量的营养补充剂可能有损健康。其实，最佳营养来源是包含不同种类食物的均衡饮食，而不是营养补充剂。

（九）喂哺母乳

研究显示，喂哺母乳有助母亲预防乳腺癌，降低儿童日后肥胖概率而增加患癌风险。专家建议用母乳喂哺婴儿至6个月大。

（十）预防癌症建议，适用于癌症康复者

在治疗完成后，癌症康复者应听从世界癌症研究基金会的饮食、健康体重管理和运动的防癌建议。最后还要谨记切勿吸烟。

附　　录
林丽珠教授教你如何煎中药

文/黎丽花　医学指导/林丽珠

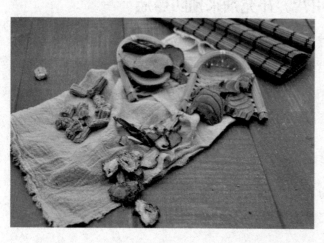

"教授，这个中药要怎么煮？""教授，煎药是不是三碗水煎成一碗就好了？""教授，这个中药是一天吃一次，还是一天吃两次呢？""教授，吃您的中药是不是不能吃鸡和萝卜啊？"煎煮汤药是由患者家属完成的，也是影响疗效的重要一环。无论在病房，还是在门诊，经常有人这么咨询。

"汤者，荡也，去大病用之。"虽然中医药是我们的国粹，但其实对于如何煎药，很多人还是不懂的，或者是一知半解的。究竟要如何煎药呢？煎煮中药时又有哪些技能需要注意呢？服用中药又有哪些需要忌口呢？林丽珠教授接下来将一一为你解答，指导你如何熬好中药，提高中医药的临床疗效。

如何选择煎药器皿？

林丽珠教授说：中药汤剂的质量，与选用煎煮器具密切相关。

李时珍《本草纲目》中提到："凡煎药，忌铜铁器。"砂锅是从古沿用至今的传统煎药器具，现在应用广泛的紫砂药壶不但保留砂锅的优点，而且加热速度更快，清洗更方便。

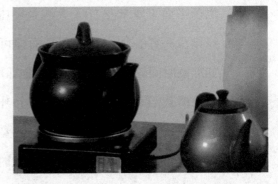

如何提前漂洗、浸泡中药？

有些患者常会像洗菜一样清洗中药，其实中药材一般无须淘洗。如要清洗，也只需用水漂洗一下即可，以防药材中的有效成分丢失。

中药煎煮前应先浸泡10～20分钟。若处方以植物药材为主的，浸泡5分钟即可；而以矿物、动物、甲壳类药材为主，浸泡时间可适当延长，但一般浸泡时间最长不超过30分钟。

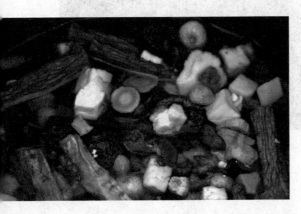

林丽珠教授特别提醒患者，浸泡时间不是越久越好，否则会引起药材变质。浸泡时多用凉水，甲壳类坚硬药材可适当用温水浸泡。

如何煎煮中药？

林丽珠教授说：一般一剂中药煎煮一次药材有效成分提取并不完

全，故以煎煮两遍为佳。对于药量较大的处方，可再煎第三遍，尤其是滋补药以及材质较为坚实者。

煮第一遍时，把药物倒入药锅内摊平，加水浸透，轻压药材时水高出药平面 1 厘米左右（大约是轻压药材后对齐手的平面）。第二遍用水量则少一些，加水至中药平面即可。如药材质地坚实，加水量可稍多；如煎煮时间较短，水量淹没药物即可。

清代石寿棠曾说："欲其上升外达，用武火；欲其下降内行，用文火。"因此，煎煮药物的火候需要讲究。现一般采用先武火（大火）煮沸，水沸后改用文火（小火），此时开始计算煎煮时间。

古人云："制药贵在适中，不及则药效难求，太过则气味反失。"煮药和做饭一样，用心烹饪自然美味，用心煎煮才是良药。

一般头煎需 30～60 分钟，二煎需 30 分钟左右。若为感冒药或清热药宜用武火，煮沸时间为 15～20 分钟即可，温服。若为补益药，煎煮时间可延长至 60 分钟左右，温服。煎液量成人为 200～300 毫升，儿童为 50～150 毫升。煎煮好的中药要趁热滤出，避免有效

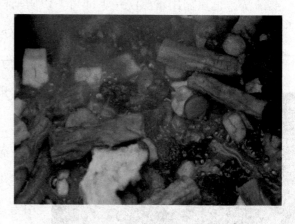

成分沉淀在药渣上。如不小心把药物煮干或煮焦了，不能再服，因为产生了一些有毒物质。

特殊药物煎煮有小贴士吗？

处方中有时会标注一些特殊药物的煎煮方法。

　　先煎：如煅龙骨、煅牡蛎、醋鳖甲、醋穿山甲、龟甲、石决明等矿物、贝壳、甲壳类药需加水用文火先煎 30～60 分钟，煎煮过程中经常搅拌以防粘锅。川乌、附子、草乌等一些毒性较大的药物，则需先煎 1～2 小时减毒，此时水量亦要适量增加，用后器具应反复擦洗，或煮过再用。

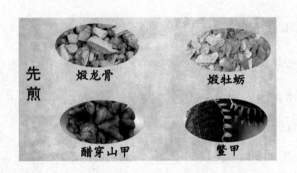

　　后下：如砂仁、豆蔻、鱼腥草、苦杏仁、徐长卿、木香、降香等药宜后下。在其他药煎煮以后，停火前将其纳入稍焖即可，尤其是芳香类药材，如木香、降香、砂仁等。

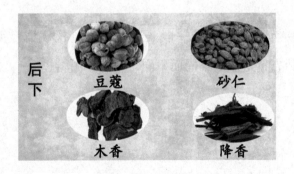

　　包煎：先将药物用纱布包好再放入药锅内。包煎主要是为了防止粘锅及刺激咽喉，包煎时药袋应尽量松一些。

　　烊化：阿胶、鹿角胶、龟胶、饴糖等需要另放入容器内隔水炖化后，再兑入其他药物同服；或直接用煎好的药液溶化后服用，注意要勤搅拌。

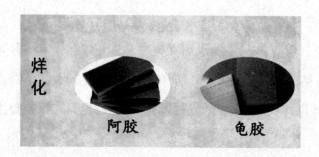

烊化　　阿胶　　龟胶

何时服药最相宜?

至于服药的时间，林丽珠教授主张两次煎煮的中药混合之后，分两次于两餐中间服用，即上午10点左右、下午3点左右各一次，以免空腹服药或饭前服药影响胃口。

服用中药期间，饮食方面应忌食生冷、油腻、辛辣，忌烟酒；黄疸、痛疽等忌食鱼、虾等腥膻食物；水肿患者应忌食盐；贫血时应忌饮茶；肿瘤患者除以上禁忌外，还应忌食羊肉、狗肉。

生冷　油腻
忌
辛辣　烟酒

以上所讲为中药服法的一般概述，有时应视病情轻重、患者正气强弱、个别药方特定煎法不同而不同，不必拘泥。

后　记

目前肿瘤已经成为多发病、常见病，死亡率居高不下，严重危害人民的身心健康，给个人、家庭、社会带来沉重的经济负担，许多民众"谈癌色变"。防治肿瘤已成为世界医学领域乃至全社会亟须解决的重要问题和迫切任务。

全球癌症负担正以惊人的速度不断加重，世界卫生组织（WHO）《全球癌症报告2014》调查资料显示，2012年全球逾1 400万人罹患恶性肿瘤。专家预测：癌症将由2012年的1 400万人，逐年递增至2025年的1 900万人，到2035年，将可能达到2 400万人，即20多年时间将增加约七成，平均每8个死亡病例中就有1人死于癌症。而在我国，2015年肿瘤新发患者429.2万人，死亡人数已达281.4万人，肿瘤防治刻不容缓。

当前我国经济的快速增长与医疗发展不平衡，民众对肿瘤防治知识的认识却并不充分，远远达不到卫生部在《中国癌症预防与控制规划纲要（2004—2010）》中提出的"对癌症主要危险因素的人群知晓率达到50%"的目标要求，常导致肿瘤患者未能得到及时的诊断和治疗，这些也为医患关系埋下隐患。

近年来，恶性肿瘤的预防、诊断、治疗有了长足的发展，广州中医药大学第一附属医院肿瘤中心主任林丽珠教授逐步创出一条立足中医、中西结合挑战癌症的新路，其团队摸索出益气除痰法治肺癌、保肝抑瘤法治肝癌、祛瘀解毒法治肠癌等治疗方案。广州中医药大学第一附属医院肿瘤中心从一片空白发展到如今拥有189张床位，在全国同行中处于领先地位，称得上华南地区首屈一指的临床重点专科。

为了普及肿瘤防治知识，林丽珠教授积极响应政府号召，时刻紧扣"肿瘤防治"这个时代命题，从多年的临床实践出发，带领众多弟子，集思广益、群策群力，历经 3 年，数易其稿，终成"健康中国——中医药防治肿瘤丛书"。

本套丛书从临床实践出发，理论联系实际，就肺癌、大肠癌、肝癌、鼻咽癌、食管癌、胃癌、胰腺癌、乳腺癌、卵巢癌、宫颈癌、前列腺癌、淋巴瘤等 12 种常见的癌种，从"医师"（医药防治）、"厨师"（食物防治）、"禅师"（心理防治）和"行者"（起居保健）四个方面，进行深入浅出的剖析，用生动有趣的语言，将深奥难懂的肿瘤防治知识变得通俗易懂，让民众可以更加科学地了解肿瘤防治知识。

本套丛书以科普为基础，以实用为目的，涵盖中西医防治肿瘤的各个领域，结合多年的临床实践，重点突出中医特色，将简单实用、独具特色、疗效显著的中医药诊疗技术科普化、通俗化，内容突出科学性、可读性，可供普通群众、医学生以及医务人员等参考。

本套系列丛书的编写分工如下：《三师而行，远离肝癌》林丽珠、肖志伟、陈壮忠，《三师而行，远离肺癌》林丽珠、余玲，《三师而行，远离大肠癌》林丽珠、肖志伟、左谦、余榕键，《三师而行，远离鼻咽癌》林丽珠、李佳殷，《三师而行，远离食管癌》林丽珠、张少聪、蔡陈浩、陈壮忠，《三师而行，远离胃癌》林丽珠、林洁涛、陈壮忠、付源峰，《三师而行，远离乳腺癌》林丽珠、胡蓉，《三师而行，远离胰腺癌》林丽珠、林洁涛、陈壮忠，《三师而行，远离宫颈癌》林丽珠、孙玲玲，《三师而行，远离卵巢癌》林丽珠、孙玲玲，《三帅而行，远离前列腺癌》林丽珠、陈壮忠、朱可，《三师而行，远离淋巴瘤》林丽珠、张景涛、翟林柱。感谢国医大师邓铁涛教授为丛书赐序。感谢研究生黎丽花、邬谨鸿、安博等为丛书的编写提供了诸多协助。

编 者

2018 年 6 月